Karoline Adamzik

Die Signaltransduktionswege des Melanoms

Karoline Adamzik

Die Signaltransduktionswege des Melanoms

Eine systembiologische Modellierung

Südwestdeutscher Verlag für Hochschulschriften

Impressum / Imprint
Bibliografische Information der Deutschen Nationalbibliothek: Die Deutsche Nationalbibliothek verzeichnet diese Publikation in der Deutschen Nationalbibliografie; detaillierte bibliografische Daten sind im Internet über http://dnb.d-nb.de abrufbar.
Alle in diesem Buch genannten Marken und Produktnamen unterliegen warenzeichen-, marken- oder patentrechtlichem Schutz bzw. sind Warenzeichen oder eingetragene Warenzeichen der jeweiligen Inhaber. Die Wiedergabe von Marken, Produktnamen, Gebrauchsnamen, Handelsnamen, Warenbezeichnungen u.s.w. in diesem Werk berechtigt auch ohne besondere Kennzeichnung nicht zu der Annahme, dass solche Namen im Sinne der Warenzeichen- und Markenschutzgesetzgebung als frei zu betrachten wären und daher von jedermann benutzt werden dürften.

Bibliographic information published by the Deutsche Nationalbibliothek: The Deutsche Nationalbibliothek lists this publication in the Deutsche Nationalbibliografie; detailed bibliographic data are available in the Internet at http://dnb.d-nb.de.
Any brand names and product names mentioned in this book are subject to trademark, brand or patent protection and are trademarks or registered trademarks of their respective holders. The use of brand names, product names, common names, trade names, product descriptions etc. even without a particular marking in this works is in no way to be construed to mean that such names may be regarded as unrestricted in respect of trademark and brand protection legislation and could thus be used by anyone.

Coverbild / Cover image: www.ingimage.com

Verlag / Publisher:
Südwestdeutscher Verlag für Hochschulschriften
ist ein Imprint der / is a trademark of
OmniScriptum GmbH & Co. KG
Heinrich-Böcking-Str. 6-8, 66121 Saarbrücken, Deutschland / Germany
Email: info@svh-verlag.de

Herstellung: siehe letzte Seite /
Printed at: see last page
ISBN: 978-3-8381-3244-0

Zugl. / Approved by: Hamburg, Universität, Diss., 2011

Copyright © 2012 OmniScriptum GmbH & Co. KG
Alle Rechte vorbehalten. / All rights reserved. Saarbrücken 2012

Inhaltsverzeichnis

1. Einleitung   1

   1.1. Ziele und Fragestellung der vorliegenden Arbeit   1

   1.2. Systembiologische Computermodelle   2

   1.3. EPISIM – Modelle   3

      1.3.1. Die Modell-Elemente   4

      1.3.2. Data file   7

   1.4. Der Melanozyt   7

   1.5. Molekulare Tumorbiologie   9

      1.5.1. Protoonkogene   9

      1.5.2. Tumorsuppressorgene   10

   1.6. Signaltransduktion   10

      1.6.1. Stimulation   11

      1.6.2. Signalweiterleitung   11

   1.7. Das Maligne Melanom   11

      1.7.1. Epidemiologie   11

      1.7.2. Ätologie und Pathogenese   12

      1.7.3. Klinik und Diagnostik   13

      1.7.4. Therapie und Prognose   14

2. Material und Methoden   16

   2.1. Literaturrecherche   16

   2.2. Aufbereitung der Daten   16

   2.3. Die Modellierung   18

      2.3.1. Praktisches Vorgehen   19

      (am Beispiel des NFκB-Signaltransduktionsweges)

      2.4.2. Validierung   24

3. Ergebnisse 25

3.1. Das Modell „signaling pathways – melanocyte or melanoma.mbe". 25

3.2. Wichtige Schritte in der Melanomentstehung und deren Modellierung 28

    3.2.1. Schädigung der DNA 28

    3.2.2. Fehlerhafte Faktoren 28

    3.2.3. Eine entartete Zelle entsteht 29

3.3. Die Signaltransduktionswege in Melanozyt und Melanomzelle 30

    3.3.1. Der MAPK-Signaltransduktionsweg 30

    Modelle: Abb. 3.3.1. – 3.3.11.31

    3.3.1.1. Rb/E2F-Signaltransduktionsweg 42

    Modelle: Abb. 3.3.12. – 3.3.20.

    3.1.2. Der Akt-Signaltransduktionsweg 49

    Modelle: Abb. 3.3.21. – 3.3.29.

    3.1.3. NFκB-Signaltransduktionsweg 58

    Modelle: Abb. 2.2.7. – 2.2.10 und 3.3.30 – 3.3.33.

    3.1.4. Der Wnt/β-Catenin-Signaltransduktionsweg 63

    Modelle: Abb. 3.3.34. – 3.3.38.

4. Diskussion 68

4.1. Signaltransduktionswege als *in silico* Modelle 68

    4.1.1. Beitrag zum Verständnis der Melanomentstehung 69

    4.1.2. Zusammenfassung des aktuellen Kenntnisstandes 69

    4.1.3. Experimentdesign 69

4.2. Diskussion der Signaltransduktionswege 68

4.3. Vergleich zu anderen Modellen (KEGG und EcoCyc) 70

4.4. Nutzen des Modells 71

    4.4.1. Nutzen für die Therapieentwicklung des Malignen

Melanoms 71
4.4.2. Nutzen für die Molekularbiologie 72
4.5. Weiterentwicklungsmöglichkeiten des Models 72
4.6. Diskussion des Modellierungswerkzeugs EPISIM Modeller 73
4.7. Ausblick: Simulation des Modells 74

5. Zusammenfassung 75
6. Literaturverzeichnis 76
7. Danksagung 94

Abkürzungsverzeichnis

Akt	– AKR mouse thymoma = Proteinkinase B
APC	– Adenomatous polyposis coli gene
Bad	– Bcl-xL/Bcl-2-associated death promoter
Bax	– Bcl-associated protein x
Bcl2	– B-cell lymphoma/leukemia-2 gene
bFGF	– Fibroblast growth factor
BH3-only	– Proapoptotisches Protein der Bcl-2 Protein-Family
Bim	– Bcl-2-interacting mediator of cell death
Brn-2	– Transkriptionsfaktor
cAMP	– Zyklisches Adenosinmonophosphat
CDK	– Cyclin-dependent-Kinase
cGMP	– zyklisches Guanosinmonophosphat
cJun	– N-Terminale Kinase
CK	– Casein Kinase
CKI	– CDK-Inhibitor
c-Kit	– Stammzellfaktor-Rezeptor
cMyc	– V-myc myelomatosis viral oncogene homolog
COX-2	– Cyclooxygenase 2
CREB	– Cyclin AMP responsive element binding protein
CRFB	– Corticotropin-releasing factor B
DAG	– Diacylglycerol
DKK 1-4	– Proteine der Dickkopf-Familie
DNA	– Desoxyribonukleinsäure
DSH	– Dishelved, cytoplasmatisches Protein
E2F	– kodieren die Transkriptionsfaktoren der Zellzykluskontrolle
EcoCyc	– Encyclopäedia of Escherichia coli K12 Genes and Metabolism

ABKÜRZUNGSVERZEICHNIS

EGF	– Epidermal growth factor
EGFR	– Epidermal growth factor receptor
Erb-B2	– Onkogen der Familie der Rezeptortyrosinkinasen
ERK	– Extra cellular signal regulated kinase
ET-1	– Endothelin 1
Ets	– E26 avian leukemia oncogene
FGF	– Fibroblast growth factor
FGFR	– Fibroblast growth factor receptor
FKHR	– Forkhead homolog 1
G1-Phase	– Phase des Zellzyklus, Zellteilung wird vorbereitet
G2-Phase	– Phase des Zellzyklus, Chromosomen liegen verdoppelt vor
G-Protein	– GTP-Protein
GDP	– Guanosindiphosphat
GSK3	– Glycogen synthase kinase 3
GTP	– Guanosintriphosphat
HDM2	– Human double minute-2
HGF/SF	– Hepatocyte growth factor/scatter factor
HGFR	– Hepatocyte growth factor receptor
Iaps	– Inhibitor of apoptosis
IGF	– Insulin-like growth factor
IκB	– Inhibitor kappa B
IKK	– IκB-Kinase-Komplex
ILK	– Integrin Linked Kinase
INK4	– Inhibitor of Cyclin-dependent Kinase 4
iNOS	– inducible nitric oxide synthase
IP3	– Inositoltrisphosphat
Jun	– Avian sarcomavirus 17; japan.17: juvana (Onkogen)

ABKÜRZUNGSVERZEICHNIS

KEGG	– Kyoto encyclopedia of genes andgenomes
KIP/CIP	– Proteine der Cyclin-dependent Kinase Inhibitoren
LRP	– Frizzled receptor
M-Phase	– Mitose-Phase des Zellzyklus
MAPK	– Mitogen-Activated-Protein-Kinase
MEK	– MAPK/ERK Kinase
MelCam	– Melanoma cell adhesion molecule
Mitf	– Microphthalmia-associated transcription factor
MKS1	– MAP kinase 4 substrate 1
MMP	– Matrixmetalloproteinase
M/SCF	– mast/stem cell factor
MSH	– Melanotropin
NF κ B	– Nuclear factor kappa B
NIK	– NFκB inducing kinase
NZN	– Nävuszellnävus
$p16^{INK4b/INK4a}$	– Inhibitor of Cyclin-dependent Kinase 4-Pocket Protein
$p19^{ARF}$	– p14 Alternate reading frame
$p21^{CIP-1}$	– p21 Cyclin-dependent Kinase Inhibitor
p53-Protein	– Tumorsuppressor,
p90RSK	– 90-kDa ribosomale S6 Kinase
p107	– Tumorsuppressor
p130	– Tumorsuppressor
PDGF	– Plateled derived growth factor
PDK-1	– Phosphoinositide -abhängige Kinase 1
PI3K	– Phosphatidylinositol-3 Kinase
PIKK	– PiI3K related Kinases
PIP2	– Phosphatidylinositol-4,5-bisphosphat
PIP3	– Phosphatidylinositol-3, 4,5-triphosphat
PKAc	– Proteinkinase Ac

ABKÜRZUNGSVERZEICHNIS

PKB	– Proteinkinase B
PKC	– Protein-Kinase C
PP2A	– Proteinphosphatase 2A
PPAR	– Peroxisamenproliferator aktivierter Rezeptor
PTEN	– Tumor-suppresor phosphatase and tensin homologue on chromosome 10
Raf	– Rous sarcoma associated factor
Ras	– Receptor activated substrate, bestehend aus H-ras, K-ras, N-ras
rb	– Retinoblastomgen
siRNA	– Small interfering RNA
SKI	– Onkoprotein, erstmals identifiziert von SKV avian carcinoma virus
Skip 1	– SKI interacting protein 1
S-Phase	– Phase des Zellzyklus, DNA-Replikation
SPRY	– Protein der Sprouty-Familie
SFRP	– Secreted frizzled related Proteins
TCF	– Lymphoid specific DNA binding protein/T-cell factor
TGF	– Transforming growth factor
TNFα	– Tumor necrosis factor alpha
TLRs	– Toll like receptors
TRAF 1/2	– Tumor necrosis factor receptor associated factor
TRAIL	– Tumor necrosis factor-related apoptosis inducing ligand

UV-Strahlung – Ultraviolette Strahlung

VEGF	– Vascular endothelial growth factor
Waf	– wild-type p53 aktivated fragment
Wif-+	– Wnt inhibiting factor
Wnt	– Wingless-type mouse mammary tumor virus integration site

1. Einleitung

1.1. Ziele und Fragestellung der vorliegenden Arbeit

Das maligne Melanomgehört zu den bösartigsten Tumoren der Haut und Schleimhaut des Menschen (Braun-Falco, 2002). Im Frühstadium als Melanoma *in situ* erkannt, beträgt die Heilungschance einerseits nahezu 100%, in späteren Stadien andererseits ist selbst unter Einsatz von Chemotherapeutika die Prognose für die Patienten schlecht: Bei bestehenden Fernmetastasen beträgt die mittlere Überlebenszeit nur 6-9 Monate (Balch et al., 2001). Aufgrund dessen ist es bis heute eines der Hauptziele der Melanomforschung neue molekulare Ziele für die Entwicklung neuer Behandlungsstrategien zu identifizieren. Eine *in silico* (angelehnt an lateinisch *in silicio* für *in Silicium*; bezeichnet Vorgänge, die im Computer ablaufen) Modellierung von Signaltransduktionswegen in der Melanomentstehung kann hier helfen, komplexe biologische Vorgänge zu verstehen. Sie kann für das Experimentdesign ein wertvoller Ideengeber sein und zur effizienteren Gestaltung der Wirkstoffentdeckung beitragen.

Im Rahmen der vorliegenden Dissertation sollen bisher qualitativ beschriebene Signaltransduktionswege des malignen Melanoms identifiziert und in ein quantitatives *in silico* Modell überführt werden. Grundlage ist hierbei die genaue Recherche des aktuellen Kenntnisstands der Melanomentstehung auf molekularer und zellulärer Abstraktionsebene. Anhand exemplarischer Signalwege soll in dieser Arbeit ein neues systembiologisches *in silico* Modell mit dem Modellierungswerkzeug EPISIM aus den extrahierten Daten erstellt werden. Die systembiologische Modellierung mittels EPISIM wird in Kooperation mit der Universität Heidelberg (BIOQUANT und Universitätsklinik: Institut für Medizinische Biometrie und Informatik) durchgeführt.

Im Folgenden wird ein Einblick in die Systembiologie gegeben und das verwendete Modellierungswerkzeug, der EPISIM Modeller, vorgestellt. Des Weiteren wird Grundlegendes zur Morphologie, Physiologie und Biochemie des Melanozyten sowie zur Tumorentstehung, Signaltransduktionsvorgängen und zum malignen Melanom beschrieben.

EINLEITUNG

1.2. Systembiologische *in silico* Modelle

Systembiologische *in silico* Modelle sollen einen Beitrag zum Verständnis lebender biologischer Systeme leisten. Sie sollen quantitative Messdaten liefern, die in möglichst hohem Maße mit der Realität korrelieren und die Erfassung und Simulation von komplexen biologischen Zusammenhängen ermöglichen. Der systembiologische Ansatz beruht dabei auf der quantitativen Modellierung von biologischen Vorgängen und zyklisch wiederholten Experimenten. Ziel ist die Validierung aufgestellter Hypothesen mit den erarbeiteten *in silico* Modellen (Reiß, 2006): Die Bestandteile eines Organismus mit seinen Molekülen und deren Interaktionen werden charakterisiert und es wird erfasst, wie diese die Funktionen der Zelle regulieren. Reaktionen auf Störungen des Organismus werden registriert, wie beispielsweise die Überexpression von Genen, Änderungen der Wachstumsbedingungen oder die Stimulation mit Hormonen. Auch die Dynamik der Zelle mit ihren unterschiedlichen Komponenten, Vesikeltransport, und Kompartimentalisierung wird charakterisiert. Um die gewonnen Daten zu testen, werden die Informationen in quantitative Modelle übersetzt, so dass Hypothesen formuliert und das Modell anhand der getroffenen Erkenntnisse verbessert werden kann. Unter gegebenen Bedingungen kann ein valides Modell das Verhalten einer Zelle prognostizieren und so Möglichkeiten projektieren, das Zellverhalten zu kontrollieren oder zu verändern. Dementsprechend haben Grabe et al. 2005 ein erstes Modell zur dynamischen Simulation von Epithelgewebe am Beispiel der menschlichen Epidermis vorstellen können.

Datenbanken wie KEGG (Kyoto encyclopedia of genes and genomes) sind entwickelt worden, um das Wissen über Signalwege und involvierte Gene und Genprodukte elektronisch zu erfassen (Kanehisa and Goto, 2000). Die Signalweg- und Genomdatenbank EcoCyc (Encyclopaedia of Escherichia coli K12 Genes and Metabolisim) ist organspezifisch und beschreibt Metabolismus und Signaltransduktionswege von Escherichia coli (Karp, 2001).

Um ein *in silico* Modell zu erstellen, müssen somit die entsprechenden medizinischen, biologischen, biochemischen und molekularen Daten gewonnen und in ihren Zusammenhängen erschlossen werden. Dabei kann die Komplexität sehr unterschiedlich sein und von relativ einfachen Enzymreaktionen über bestimmte

EINLEITUNG

Abschnitte eines Stoffwechselweges, ganzen Signaltransduktionswegen bis hin zu komplexeren Gewebe- und Organfunktionen reichen.

1.3. Der EPISIM – Modeller

Der EPISIM Modeller ist das in dieser Arbeit verwendete Modellierungswerkzeug. Es wurde entwickelt um das individuelle Verhalten von Zellen im Gewebekontext in silico zu Modellieren. Die Modelle werden hierarchisch strukturiert und so komplexe Zellvorgänge spezifiziert (Sütterlin et al., 2009). Hier wird der EPISIM Modeller für die Modellierung von Signaltransduktionswegen im Melanozyten, in Melanomzellen und deren Zusammenhänge speziell in der Melanomentstehung angewandt.

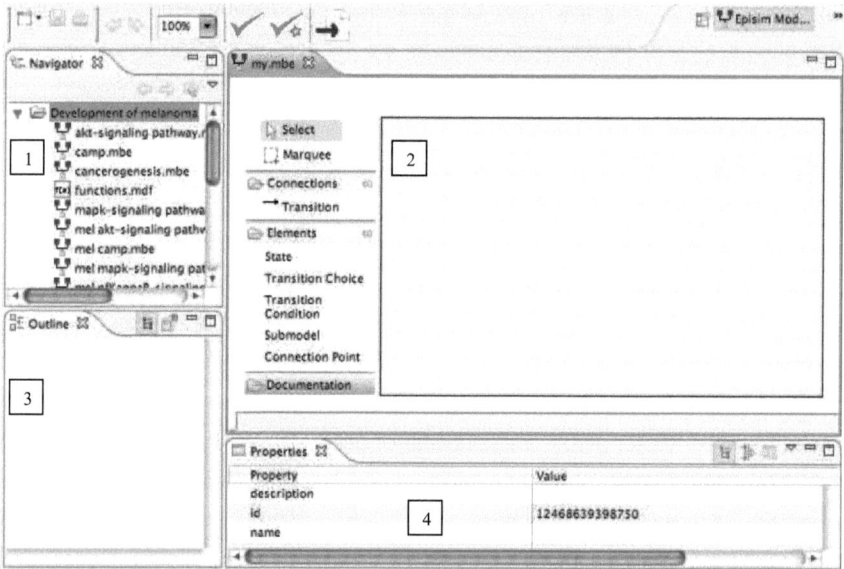

Abb. 1.1. Episim Ansicht
Alle erstellten Modelle sind im Navigator [1] aufgeführt. Sie können aufgerufen und auf der Leinwand [2] angezeigt werden. Im Outline View [3] sind alle im angezeigten Modell enthaltenen Elemente mit Namen aufgeführt und können durch Anklicken im Modell gefunden werden. Der Properties View [4] zeigt die zugewiesenen Eigenschaften der einzelnen Elemente.

EINLEITUNG

1.3.1. Die Modell Elemente

Im Folgenden werden die für die in der Modellierung verwendeten Modellelemente und ihre Funktionen vorgestellt.

Input und Output Port:

Der Input bzw. der oder die Output Ports sind die Ein- bzw. Ausgänge der Modell-Elemente, über die ein Element an das vorangehende und nachfolgende anknüpft.

State:

In jedem State Element können Zuordnungen von Werten zu bestimmten Eigenschaften oder das Ausführen von Funktionen in so genannten Action Strings definiert werden. (Tab.1.1). Dabei kann der Zustand sowohl Aktivität als auch Inaktivität der Zelle ausdrücken: z.B. die Abgabe von Melanin von einem Melanozyten an umliegende Keratinozyten am Ende eines Signalweges. Wenn bei gegeben Bedingungen mehrere Aktionen möglich sind, z.B. die Melaninabgabe an die Nachbarzelle oder in den Interzellularraum, wird zufällig bestimmt, welcher Action String ausgeführt wird.

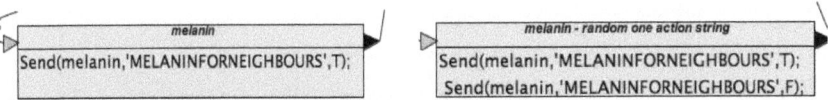

Abb. 1.2. State: Melanin wird abgegeben.
Der Benutzer definiert die Variable, ihren Wert und ihr Ziel. Es wird entweder Melanin nur an die Nachbarzellen (Send(melanin,MELANINFORBEIGHBOURS,T);) (links) oder an die Nachbarzelle und alternativ in den Interzellularraum Send(melanin,'MELANINFORNEIGHBOURS',T); Send(melanin,'MELANINFORNEIGHBOURS',F); (rechts). In letzterem Element wird durch Zufall bestimmt, welcher Action String ausgeführt wird.

Aktion	Befehl
Trifft zu	=1;
Trifft nicht zu	=0;
Senden eines Stoffes an die Nachbarzelle	Send(variable,value,T);
Senden eines Stoffes in den interzellulären Raum	Send(variable,value,F);
Zelle erhält einen Stoff vom Nachbarn	Receive(variable,value,T);
Zelle erhält einen Stoff aus dem Interzellulärraum	Receive(variable,value,F);
Eine neue Zelle entsteht, der weitere Werte zugewiesen werden können	NewCell(n_);

Tab. 1.1. Action strings

EINLEITUNG

Actions Strings können Zuordnungen von Werten (values) zu bestimmten Eigenschaften (Properties) oder Ausführen von definierten Funktionen sein. Die Funktionen Send(variable,value,T/F); und Receive(variable,value,T/F); erlauben die Ausführung des Transport von Material oder interzellulären Signalmolekülen zu oder von einer Nachbarzelle bzw. aus oder in den Interzellularraum. Die Funktion NewCell(n_); führt die Entstehung einer neuen Zelle aus, deren Eigenschaften definiert werden müssen.

Transition Condition

Das Element Transition Condition wird für die Aufzweigung in zwei voneinander verschiedene Pfade in Abhängigkeit von boolschen Ausdrücken verwendet, die entweder wahr oder falsch sein können. Es kann z.B. als Condition String (Tab.1.2.) definiert werden: Ein Ligand bindet an einen Rezeptor trifft zu - „ligandBindingToReceptor==1". Im Gegensatz dazu: Ein Ligand bindet an einen Rezeptor trifft nicht zu - „ligandBindingToReceptor==0".

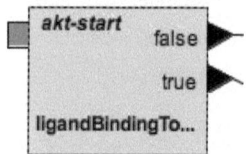

Abb. 1.3. Transition Condition: ligandBindingToReceptor==1 Beispielsweise können viele Signaltransduktionswege durch die Bindung einer Tyrosinkinase gestartet werden. Trifft diese Bedingung zu, läuft die Kaskade über den Output Port „true" und trifft auf das nächste Element. Wenn die Bedingung nicht zutrifft, könnte der Zellzyklus in der inaktiven G0-Phase verharren.

Wert	Befehl
ist ungleich	==
ist gleich	!=
ist größer/gleich	<=
ist kleiner/gleich	>=
zwei oder mehr Bedingungen müssen erfüllt sein	&&
mindestens eine Bedingung muss erfüllt sein	||

Tab. 1.2 Condition Strings: Mit boolescher Algebra kann definiert werde, welche Bedingungen erfüllt sein müssen, um den Pfad über den Output Port „true" zu verfolgen.

EINLEITUNG

Transition Choice

Ein Transition Choice Element erlaubt in einem Modell die Verzweigung in mehrere Pfade. Die Output Ports der Transition Choice Elemente werden als Werte oder Ergebnisse von mathematischen Termen definiert. Welcher Output Port genommen wird, definiert der Action- oder Condition String vorangehender Condition Choice oder State Elemente. Der „default" Output Port wird im Transition Choice Element verfolgt, wenn keiner der definierten Output Ports mit dem Wert der Variable oder dem mathematischen Term übereinstimmt.

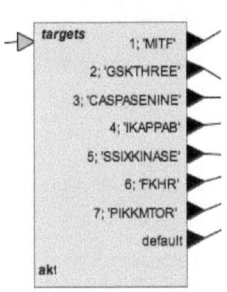

Abb. 1.4. Transition Choice: Das Phosphoprotein Akt inhibiert und aktiviert verschiedene weitere Proteine, die unterschiedliche Zellvorgänge beeinflussen. Je nach herrschenden Bedingungen wird ein Output Port gewählt.

Submodell

Um die Signaltransduktionswege zu verknüpfen und zu verschachteln, kann ein Submodell zur hierarchischen Gliederung der Modelle verwendet werden.

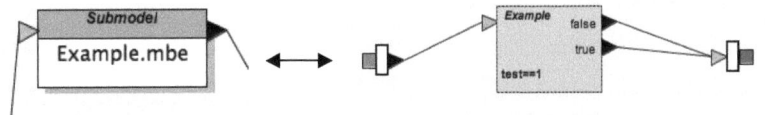

Abb. 1.5. Submodell. Das Submodell (links) enthält das Modell Example.mbe (rechts). Submodelle werden zur besseren Übersicht und Gliederung von komplexen Modellen verwendet.

Connection Point

Connection Points können eingefügt werden, wenn mehrere Transitions, die von Transition oder State Elementen ausgehen, zu einem einzigen weiteren Element führen sollen. Ein Connection Point hat nur einen Output Port, es können bei diesem Element jedoch mehrere Transitions an den Input Port anknüpfen.

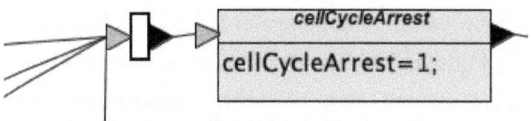

Abb. 1.2. Connection Point: Zusammenführung von vier Transitions, die zum Stopp des Zellzyklus führen.

1.3.2. Data file

Im zentralen Data file werden alle Konstanten, alle globalen Simulationsparameter und alle Zelleigenschaften technischer und biologischer Natur für Simulation und histologischen Hintergrund definiert.

Constants sind in den Modellen genutzte Konstanten, die mit Namen und Wert definiert werden müssen.

Global tissue property sind globale Gewebeeigenschaften beschreibende Variablen, die sich auf alle Zellen beziehen.

Cell type: Jeder Zelle, die in der Simulation erscheint, wird einem Zelltyp sowie einem Differenzierungsgrad zugewiesen.

Cell property sind die Variablen, deren Werte in jedem State, Transition Condition und Condition Choice Element des Modells modifiziert werden können.

1.4. Der Melanozyt

Melanozyten sind dendritische Zellen, die sich normalerweise im Stratum basale der Epidermis befinden und in Kontakt mit der Basalmembran stehen. Dort bilden sie schlanke Zellfortsätze, die sich zwischen den Keratinozyten ausbreiten. Melanozyten haben die Aufgabe das Pigment Melanin zu synthetisieren und über die Dendriten in Melanosomen an die umliegenden Keratinozyten abzugeben (Hautbräunung). Melanin schützt die Haut vor Schäden durch ultraviolette Strahlung (UVR). Ein Melanozyt versorgt ca. 36 Keratinozyten mit Melanin (= Melanozyteneinheit). Die Zahl der Melanozyten ist bei allen Ethnien gleich, jedoch bestehen Unterschiede hinsichtlich der

Menge des gebildeten Melanins (Horn et al., 2005; Schiebler et al., 2003; Meves et al., 2006).

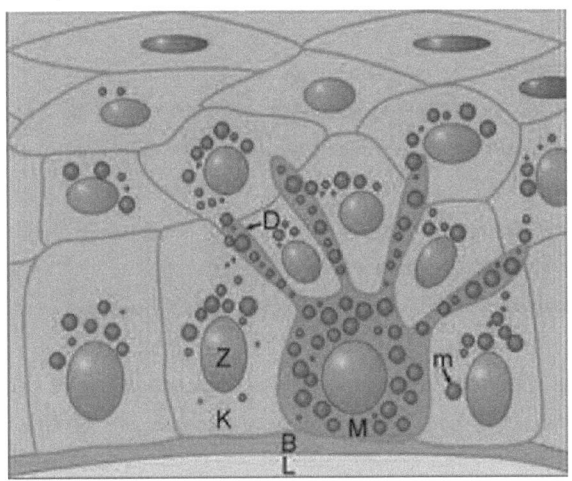

Abb.1.6. Der Melanozyt: M: Melanozyt, **m**: Melanosom, **K**: Keratinozyt, **Z**: Zellkern, **D**: Dendrit (Zellausläufer), **B**: Basalmembran, **L**: Lederhaut/Dermis
© S. Opitz/C. Zühlke, BIOForum.

5-8 umliegenden Keratinozyten beeinflussen ihrerseits einen Melanozyten und bilden mit ihm eine epidermale Einheit. In dieser Homoöstase kontrollieren die Keratinozyten das Wachstum und das Verhalten der Melanozyten durch ein komplexes System parakriner Wachstumsfaktoren und Zell-Zell-Adhäsionsmolekülen (Welsch et al., 2004). Wenn ein Melanozyt stimuliert wird, werden in seinem Innern Signaltransduktionswege angestoßen. Dies kann durch endogene Faktoren (z.B. im Rahmen des Wachstums der Haut) einerseits, durch exogene Faktoren (Umwelteinflüsse) andererseits geschehen. Als exogener Faktor erhöht UVR die Ausschüttung verschiedener Faktoren wie bFGF/FGF2 (fibroblast growth factor), HGF/SF (hepatocyte growth factor/scatter factor), M/SCF (mast/stem cell factor), Endotheline wie ET-1 und MSH (Melanotropin). Diese Faktoren stoßen Signaltransduktionswege im Melanozyten an, die zu Melaninproduktion, Proliferation und Überleben der Melanozyten führen. UVR kurbelt jedoch nicht nur den Zellzyklus des melanozyten an, sondern verursacht auch Schäden in seiner DNA. Die Folgen dieser DNA-Schäden können letztendlich zur malignen

Entartung eines Melanozyten. (Hearing et al., 2005; Hocker et al., 2007; Dhomen et al., 2007; Yamazaki et al., 2005; Rouzaud et al., 2005; Slominski et al., 2001).

1.5. Molekulare Tumorbiologie

Maligne Tumorzellen unterscheiden sich in vielen Aspekten von normalen Zellen, aus denen sie entstehen. Sie sind unabhängig von Wachstumsfaktoren und haben ein unlimitiertes replikatives Potential (Hanahan et al., 2000). Sie sind unempfindlich gegen Apoptoseinduktion sowie hemmenden Signalen (Brown et al., 2005; Maser et al., 2002). Außerdem weisen maligne Tumorzellen eine genomische bzw. epigenetische Instabilität sowie angiogenes und metastatisches Potential auf (Sieber et al., 2003; Carmeliet et al., 2000; Bogenrieder et al., 2003)

Der Entstehungsprozess eines malignen Tumors mit diesen Eigenschaften erstreckt sich über einen längeren Zeitraum, da eine Tumorzelle nicht infolge einer Mutation, sondern als Endprodukt von akkumulierten Mutationen verschiedener Gene entsteht (Hanahan et al., 2000).

Die für maligne Tumore charakteristische unkontrollierte Zellproliferation beruht beim Melanom auf somatischen Mutationen. Diese betreffen die genannten Veränderungen, also vor allem Gene, die den Zellzyklus regulieren, die Apoptose auslösen und für die DNA-Reparatur zuständig sind (Evan et al., 2001).

1.5.1. Protoonkogene

Protoonkogene sind Gene, die stimulierend auf Wachstums-, Teilungs- und Differenzierungsprozesse der Zelle wirken. Sie codieren Wachstumsfaktoren und deren Rezeptoren, zytoplasmatische Rezeptorproteine, Transkriptionsfaktoren und andere Proteine, die positiv auf den Zellzyklus wirken (Löffler et Petrides 2002).

Im Falle der Mutation eines Protoonkogens kommt es im häufigsten Fall zu einem Funktionsverlust und die Zelle verliert ihre Teilungsfähigkeit. Meist geht die einzelne Zelle dadurch in Apoptose, was unproblematisch für den Organismus ist (Rassow et al., 2006; Horn et al. 2005).

Somatische Mutationen können aber auch dazu führen, dass die Expressionsrate von Protoonkogenen zunimmt oder ihre Aktivität dauerhaft erhöht ist. (Löffler et Petrides

EINLEITUNG

2002) Aus einem Protoonkogen kann dann ein Onkogen entstehen. Damit erfährt die Kontrolle normaler Wachstums- und Differenzierungsprozesse eine problematische ständige Störung und maligne Zellen können entstehen:
Onkogene verschaffen der Zelle Unabhängigkeit von Wachstumsfaktoren, indem sie aktivierte Komponenten der mitogenen Signaltransduktionswege vortäuschen oder bewirken die Überexpression von verschiedenen Transkriptionsfaktoren oder anderen Proteinen, mit der Konsequenz einer ständigen Stimulation der Zellteilung (Löffler et Petrides 2002, Polski et al., 2003).

1.5.2. Tumorsuppressorgene

Tumorsuppressorgene codieren Proteine, die den Protoonkogenen entgegen, also proapoptotisch und zellzyklushemmend wirken. Ihre Inaktivierung kann daher die Entstehung von Tumorzellen fördern (Horn et al. 2005).

Die zwei wichtigsten Tumorsuppressoren sind das Rb (Retinoblastom) –Protein und das p53-Protein. Beide Proteine sind zentrale Hemmstoffe des Zellwachstums und kontrollieren den kritischen Übergang von der G1-Phase in die S-Phase des Zellzyklus (Lowe et al. 2004).

Andere Faktoren, die das Tumorwachstum vorantreiben, sind die fehlende Verankerung zu den Nachbarzellen, sowie die Fähigkeit zur Angiogenese und zur Metastasenbildung (Haass et al. 2005).

1.6. Signaltransduktion

Als Signaltransduktion werden in der Biochemie und Physiologie Prozesse bezeichnet, durch die Zellen auf äußere Reize reagieren, diese umwandeln und in das Zellinnere weiterleiten. Zu Beginn eines Signaltransduktionsweges bindet ein Faktor (z.B. ein Peptidhormon) an einen Rezeptor. Das dadurch ausgelöste Signal wird in das Innere der Zelle weitergeleitet. Im Zellkern binden Transkriptionsfaktoren an regulatorische Elemente der DNA, wodurch wird die Transkription von Genen stimuliert wird.
(Rassow et al., 2006)

EINLEITUNG

Eine Vielzahl von Enzymen und sekundären Botenstoffen (Second Messenger) sind in einer oder mehreren nachgeschalteten Ebenen an den Signaltranduktionswegen beteiligt. Dabei wird in der Regel das ursprüngliche Signal verstärkt (Signalamplifikation).
Wichtige biologische Prozesse, die durch Signaltransduktion reguliert werden, sind u. a. Zellproliferation, Gentranskription, Immunreaktion, Sehvorgang, Geruchssinn und Muskelkontraktion (Rassow et al., 2006; Horn et al. 2005).

1.6.1. Stimulation

Ein intrazellulärer oder extrazellulärer Stimulus ist das Startsignal für einen Signaltransduktionsweg (Horn et al. 2005). Extrazelluläre Stimuli sind Hormone, Wachstumsfaktoren, Extrazelluläre Matrix, Zytokine, Chemokine, Neurotransmitter und Neurotrophine. Als Intrazelluläre Stimuli bezeichnet man elektromagnetische Wellen (Licht), Schallwellen (auditorische Haarzellen), Hitzeschwankungen (werden von sensorischen Neuronen detektiert) und auch Duftstoffe. (Rassow et al., 2006;)

1.6.2. Signalweiterleitung

Die Weiterleitung der von einem Rezeptor aufgenommenen extrazellulären oder intrazellulären Signale zu Effektorproteinen der Zelle ist die eigentliche Aufgabe der Signaltransduktion. Diese erfolgt durch koordinierte Protein-Protein-Interaktionen und einer Aktivierung von zwischengeschalteten Effektoren, welche wiederum weitere Effektoren aktivieren können.
Als Botenstoffen kommt den Second Messengern eine besondere Bedeutung zu: Zyklisches Adenosinmonophosphat (cAMP), zyklisches Guanosinmonophosphat (cGMP), Inositoltrisphosphat (IP3), Diacylglycerol (DAG) und Calciumionen (Ca2+). Sie sind Schnittstellen von Signaltransduktionswegen, da sie verschiedene Signalwege aktivieren, diese untereinander vernetzten. Außerdem erlauben sie zellspezifische Reaktionen (Rassow et al., 2006; Horn et al. 2005).

1.7. Das Maligne Melanom

Als maligne Melanome werden alle Malignome aus melanozytären Zellen bezeichnet. Entstehen kann diese Art von Hautkrebs an jeder Stelle der Haut, auch an der behaarten Kopfhaut oder an der Mundschleimhaut (Meves et al., 2006).

1.7.1. Epidemiologie

Die Melanominzidenz nimmt in der kaukasischen Bevölkerung weltweit zu, insbesondere bei stark sonnenexponierten hellhäutigen Bevölkerungsgruppen. In Mitteleuropa beträgt die Inzidenz 10 – 12 pro 100.000 Einwohner und Jahr, in den USA 10 – 25 und die höchsten Inzidenzen wurden mit 50 – 60 pro 100.000 Einwohner und Jahr aus Australien berichtet. Bei Asiaten und Afrikanern, also bei Bevölkerungen mit stärkerer Pigmentierung ist das Melanom hingegen selten und nahezu ausschließlich im Schleimhautbereich oder palmo-plantar lokalisiert (Deutsche Kurzleitlinie: Malignes Melanom, 12. Juli 2007).
Besonders oft betroffen sind Menschen im mittleren Lebensalter zwischen 45 und 60 Jahren. Das Maligne Melanom ist der Tumor des Menschen mit der am schnellsten wachsenden Inzidenz (Braun-Falco et al., 2005; Dummer et al., 2006). Das Lebenszeitrisiko für hellhäutige Frauen und Männer Nordamerikas und Mitteleuropas an einem Melanom zu erkranken, liegt bei etwas mehr als 1%. Noch vor 50 Jahren lag es bei 1/6 dieses Wertes.

1.7.2. Ätiologie und Pathogenese

Bei der Ätiopathogenese des Malignen Melanoms spielen unterschiedliche Risikofaktoren eine Rolle.
Hierzu zählen (Creagan et al., 2007; Braun-Falco et al. 2005; Fritsch et al., 1998):

Dispositionelle Faktoren:
- ethnische Zugehörigkeit (Kaukasier)
- heller Hauttyp (keine oder geringe Pigmentierung nach Sonnenexposition)
- Haar- und Augenfarbe (blondes, rotblondes Haar und blaue Augen)
- positive Familienanamnese

EINLEITUNG

- Gestörte DNA-Reparatur (Xeroderma pigmentosum)

Erworbene Faktoren:
- Anamnese von Sonnenbränden (Ultraviolette Strahlung)
- Immunsuppression
- Hoher sozioökonomischer Status

Vorläuferläsionen
(30-40% der Melanome entstehen aus einem melanozytären Nävus, alle anderen de novo auf klinisch unauffälliger Haut)
- hohe Anzahl an Nävuszellnävi (NZN)
- kongenitale NZN
- klinisch Atypie-verdächtige NZN

1.7.3. Klinik und Diagnostik

Maligne Melanome weisen eine außerordentliche morphologische Vielfalt auf, die sich in unterschiedlicher Ausprägung von Größe, Tiefenausdehnung, Farbe sowie sekundären Veränderungen wie z.b. Ulzerationen zeigt (Braun-Falco et al. 2005).
Klinisch und histologisch lassen sich verschiedene Melanomtypen voneinander unterscheiden:
Superfiziell spreitendes Melanom (SSM), noduläres Melanom (NM), lentigo-maligna-Melanom (LMM), akral-lentiginöses Melanom (ALM) sowie weitere seltene Varianten maligner Melanome. (Braun-Falco et al. 2005)
Bei der mikroskopischen Beurteilung und Diagnosestellung ist eine Vielzahl von Gesichtspunkten zu berücksichtigen, die in histoarchitektonische und zytologische Kriterien unterteilt werden können (Ackermann et al., 1994):

Architektur der Pigmentläsion:
- Asymmetrie
- Unscharfe Begrenzung im Randbereich
- Fehlende Reifung/Maturation der Pigmentzellen in der tieferen Dermis

EINLEITUNG

- Melanozytennester unterschiedlicher Größe und Form, in ungleichmäßigen Abständen
- Konfluenz der Melanozytennester
- Melanozyten in suprabasalen epidermalen Zellschichten
- überwiegend von melanozytären Einzelzellen gegenüber zu Nestern aggregierte Melanozyten
- Pigmentausbreitung innerhalb der epithelialen Adnexstrukturen

Zytologische Veränderungen:
- Zellmorphologie, Kernpleomorphie
- vergrößerte Kern-Plasma-Relation
- nekrotische Melanozyten

1.7.4. Therapie und Prognose

Ein malignes Melanom muss durch eine Operation vollständig entfernt werden. Der empfohlene Sicherheitsabstand der Deutschen Dertmatologischen Gesellschaft beträgt 0,5 cm für ein Melanoma in situ, 1 cm für Melanome von einer Dicke bis 2 mm und 2 cm für Melanome > 2 mm mit hohem Metastasierungsrisiko. Zusätzlich kann es je nach klinischer Ausdehnung indiziert sein, eine radikale Lymphadenektomie durchzuführen, kutane oder Organmetastasen zu entfernen, sowie eine adjuvante oder palliative Immun-, Chemo- oder Strahlentherapie durchzuführen (Deutsche Kurzleitlinie: Malignes Melanom, 12. Juli 2007).
Bestehend aus Melanomzellen, die als entartete Melanozyten aufgefasst werden und nicht in festem Zell-Zell-Kontakt stehen, hat das Maligne Melanom ein hohes Metastasierungspotential. Es kann trotz fehlender Beschwerden und einer relativ geringen Größe bereits frühzeitig Tochtergeschwülste in Lymphknoten sowie anderen Organen bilden (Braun-Falco et al. 2005).
90 % aller Malignen Melanome kommen derzeit als Primärtumor ohne erkennbare Metastasierung zur Erstdiagnose. In diesem Stadium beträgt die 10-Jahres-Überlebensrate ca. 75-80 %.
Die wichtigsten prognostischen Faktoren beim primären malignen Melanom ohne

EINLEITUNG

Metastasen sind nach neueren Studien folgende:
- Die vertikale Tumordicke nach Breslow am histologischen Präparat (< 0,75 mm: ca. 97 % 10-Jahres-Überlebensrate (10-JÜR); 0,76-1,5 mm: ca. 90 % 10-JÜR; 1,5-4 mm ca. 65 % 10-JÜR; > 4 mm: ca. 50% 10-JÜR) (Breslow, 1975; Balch et al., 2001)
- der Invasionslevel nach Clark (insb. die Unterscheidung zwischen Level II und III) (Clark et. al, 1969)
- das Vorhandensein einer Ulzeration (Balch et al., 2001)
- der klinisch-histologische Typ (ungünstig: primär noduläre Melanome und akrolentiginöse Melanome)
- das Geschlecht (signifikant schlechtere Prognose für Männer) (Balch et al., 2001; Garbe et al, 2002)
- die Tumorlokalisation (ungünstige Prognose für oberen Stamm, Oberarme, Hals und behaarten Kopf) (Garbe et al., 1990)

Die Heilung des malignen Melanoms kann bisher nur durch die operative Therapie in frühen Stadien gewährleistet werden.

Lediglich mit Interferon α wurde ein günstiger Einfluss auf das Gesamtüberleben einer Studienpopulation erreicht. Die übrigen systemischen Chemotherapien können zur Remission und Verlängerung des rezidivfreien Intervalls führen, wirken jedoch statistisch nicht lebensverlängernd (Meves, 2006)

In dieser Arbeit werden vier wichtige Signaltransduktionswege im gesunden Melanozyten und in der Melanomzelle vorgestellt und *in silico* modelliert. Die Vorgehensweise der Modellierung mit dem EPISIM Modeller wird im folgenden Kapitel vorgestellt.

2. Material und Methoden

2.1. Literaturrecherche

Ziel der Literaturrecherche war es, die wichtigsten Signalwege in der Entwicklung des malignen Melanoms zu extrahieren, sowie ihre entscheidenden Beziehungen untereinander herauszustellen. Die Daten zu diesen Signalwegen lieferte die medizinische Datenbank der National Library of Medicine „PubMed" mit den Suchbegriffen: „melanoma mapk" , „melanoma akt" , „melanoma wnt" , „melanoma β-catenin" , „melanoma nuclear factor-kappa B" .

2.2. Aufbereitung der Daten

Bei der Datenaufbereitung wurde besonderer Wert auf die präzise Herausarbeitung der möglichen Veränderungen der Signaltransduktionswege in der Melanomentstehung gelegt. Hier ist tabellarisch die Datenlage zum NFκB (Nuclear factor kappa B) – Signaltransduktionsweg angeführt (Karin, 1999; Dhawan et al., 2001; Dhawan et al., 2002; Chawla-Sarkar et al., 2003; Amiri et al., 2005; Das et al., 2005):

Der NFκB-Signalweg im Melanozyt und mögliche Veränderungen in der malignen Entartung

Melanozyt	Mögliche Veränderungen in der malignen Entartung
Signalweg inaktiv	
NFκB ist an seinen Inhibitor IκB gebunden und gelangt nicht in den Zellkern	
Signalweg aktiv	**Signalweg übermäßig aktiv**
TNFα und TLRs aktivieren die IKK oder PKC erhöht die IKK Aktivität Die IKK phosphoryliert IκB, die E3-Ligase ubiquitiniert IκB zum Abbau und NFκB ist frei und transloziert in den Zellkern Andere Faktoren, die NFκB aktivieren können sind Akt, Ras, CK II, PKAc und MKS 1	IKK grundsätzlich aktiv durch fehlerhafte PKC, fehlerhaftes Ras, Raf oder Akt Übermäßige oder grundsätzliche Aktivierung von über fehlerhafte Ras- oder Akt-Aktivität

MATERIAL UND METHODEN

Funktionen von NFκB im Zellkern	Verstärkte Funktionen und zusätzliche Aktivierungen von NFκB
Initiation der Expression von: 1. Anti-apoptotischen Proteinen: - Iaps (c-Iap 1und 2, ML-IAP) - Survivin - Bcl-2 like proteins, BCL-XL - TRAF 1 und 2: Schleife zur NFκB Aktivierung: TRAFs aktivieren NIK - NIK aktiviert die IKKs α und/oder β → IκB Abbau → NFκB Aktivierung → TRAF Aktivierung - NIK aktiviert ERK 1 und 2	Erhöhte Transaktivierungskapaziät von NFκB bei Aktivierung durch Akt CKII und PKAc aktivieren NFκB zusätzlich Überexpression von NIK
2. Zellzyklusregulierenden Proteinen: - Cyclin D - CDK2	ERK 1 und 2 aktivieren NFκB über die MKS1 zusätzlich
3. Unterdrückung von TRAIL führt zur Apoptosehemmung	
4. Inflammationsmediatoren: - Chemokine aktivieren rückkoppelnd NFκB - Interleukine - iNOS - COX-2	Eine ständige Entzündungsreaktion hilft dem Tumor beider Neoangionese
5. Proteine pro Metastasierung: VEGF, MMP	

Tab. 2.1. NFκB-Signalweg im Melanozyt und mögliche Störungen bzw. zusätzliche Fähigkeiten bei der Melnomentstehung
Akt= AKR mouse thymoma
Bcl= B-cell lymphoma/leukemia gene, **CDK2**= Cyclin-dependent-Kinase, **CKII**= Casein Kinase II, **COX-2**= Cyclooxygenase 2, **ERK**= Extra cellular signal regulated kinase, **Iaps**= Inhibitor of apoptosis, **iNOS**= inducible nitric oxide synthase, **IκB**= Inhibitor kappa B, **IKK**= IκB-Kinase-Komplex, **MKS1**= MAP kinase 4 substrate 1, **MMP**= Matrixmetalloproteinase, **NIK**= NFκB inducing kinase, **PKAc**= Proteinkinase Ac, **PKC**= Proteinkinase C, **Raf**= Rous sarcoma associated factor, **Ras**= Receptor activated substrate, **TLRs**= Toll like receptors, **TNFα**= Tumor necrosis factor alpha, **TRAF**= Tumor necrosis factor receptor associated factor, **TRAIL**= Tumor necrosis factor-related apoptosis inducing ligand, **VEGF**= Vascular endothelial growth factor

2.3. Die Modellierung

Mit dem EPISIM Modeller wurden Zelleigenschaften und Zellvorgänge definiert und in der Modellierung der Signaltransduktionswege verwendet.

Vorgang	Variable / Property	Element	Condition String / Action String
Start einer Kaskade	ligandBindingToReceptor	Transition Condition	ligandBindingToreceptor==1
Melanosomen Abgabe	melanin	State	Send(melanin, MELANINFOR NEIGHBOURS,T);
Apoptose	apoptosisIsIndicated celldeath	State	apoptosisIsIndicated=1; celldeath=1;
Apoptose wird inhibiert	apoptosisInhibition celldeath	State	apoptosisInhibition=1; celldeath=0;
Faktor ist aktiv	...IsActivated	Transition-Condition	...IsActivated==1
Faktor ist fehlerhaft	...IsDeficient	Transition-Condition	...IsDeficient==1
Zellzyklus-progression	cellcycleprogression proliferation	State	cellCycleProgression=1; proliferation=1;
Zellzyklus-arrest	cellCycleArrest proliferation	State	cellCycleArrest=1; proliferation=0;
Entstehung einer neuen malignen Zelle	hasBirthWish proliferation celldeath hasBirthWish Melanin gf	State	NewCell(species= 'MELANOMA CELL', proliferation=1,celldeath=0, hasBirthWish=1);(melanin, 'MELANINFOR NEIGHBOURS',T); Send (gf,'GF',T);Send (gf,'GF',F);

Tab. 2.2. **Wichtige Zellvorgänge und ihre Umsetzung in der Modellierung.**
Für einen Zellvorgang (z.B. Melanosomen-Abgabe) wird ein geeignets Element (z.B. State Element) gewählt und mittels Condition-/action-/transitionString die jeweiligen Variablen (z.B. melanin) dieses Vorgangs definiert (z.B. (melanin,'MELANINFORNEIGHBOURS',T);

2.3.1. Praktisches Vorgehen

Das praktische Vorgehen der Modellierung der herausgearbeiteten Daten mit dem EPISIM Modeller soll zusammenfassend am Beispiel des NFκB-Signaltransduktionsweges im gesunden Melanozyt erklärt werden.

Workspace, Projekt, Modell:

Nach der Installation und dem Start des EPISIM Modellers wurde ein Workspace erstellt. Das Workspace ist das Verzeichnis, indem alle Resourcen für die Modellierung eines Projekts enthalten sind. In der Menu bar ist dem Projekt dieser Arbeit der Name „Development of melanoma" gegeben worden. Im einem Workspace ist genau ein Projekt möglich. Im Projekt „Development of melanoma" wurde für jeden erarbeiteten Signaltranduktionsweg ein Modell erstellt.

In der Darstellung sind die Schritte berücksichtigt worden, die sowohl entscheidend für den Aktivitätszustand und das Fortleben der Zelle, als auch für das Verständnis der Vorgänge sind. Um ein neues Modell Element – State, Transition Condition, Transition Choice, Submodell oder Connection Point – wird das Element ausgewählt und auf der Leinwand (Canvas) platziert. Jede Zelleigenschaft wird als Variable in die zentrale Data file aufgenommen und kann in Condition Strings sowie Action Strings, verwendet werden. Alle Output Ports eines Elements müssen mit einem Input Port eines anderen über eine Transition verbunden sein.

Modellbeispiel: NFκB-Signaltransduktionsweg im Melanozyten:

NFκB: Start des Signaltransduktionsweges

(Die genauen molekularbiologischen Vorgänge sind ausführlich im Ergebnisteil erläutert: S.54-56)

Ein Signaltransduktionsweg wird über die Bindung eines Liganden an seinen Rezeptor gestartet. Es gibt verschiedene Mechanismen, die den Start unterbinden können. Bei DNA-Schädigung kann die Kaskade trotz Abwesenheit eines Liganden angestoßen werden, wenn Proteine fehlerhaft exprimiert und ständig aktiv sind. (Horn et al., 2005; Rassow et al., 2006)

In der Modellierung wird anfangs entschieden, ob aktivierende Bedingungen herrschen (Abb.2.7.), wofür ein Transition Condition Element für den Start ausgewählt wird. Der NFκB-Signaltransduktionsweg wird durch die Bindung eines Liganden an einen Rezeptor aktiviert. [1]: conditionString: „ligandBindingToReceptor==1 ". NFkB wird daneben von Faktoren anderer Signaltransduktionswegen moduliert und aktiviert. Dazu gehören Akt und Ras, die von NFκB indirekt aktivieren. Die PKC (Proteinkinase C) hebt die IKK-Aktivität, während die CK II (Casein Kinase II), PKAc und MKS 1 NFκB direkt induzieren (Amiri et al., 2005). Modelliert wird die mit einem Condition choice Element: Trifft eine dieser Bedinungen zu, d.h. ist ener dieser genannten faktoren in sener Funktion aktiv, wir NFκB aktiviert, auch wenn kein Ligand im Vorfeld gebunden hat[13].

Wenn die aktivierenden Bedingungen in der Zellumgebung oder in der Zelle nicht erfüllt werden (Output Port false), bleibt der Signalweg inaktiv, im Bespiel wird NFκB nicht aktiviert [2]: Action String „nfKappaBIsInhibited=1;". Folglich schreitet der Zellzyklus nicht voran, da keine aktivierenden Signale gegeben werden [10]: Action String „cellCycleArrest=1;". Beide Vorgänge sind Zustände, die sich aus den Zellumgebungsbedingungen, definiert im Transition Condition Element [1], ergeben und werden mit einem State Element dargestellt.

Trifft eine der aktivierenden Bedingungen zu, wird NFκB aktiviert. NFκBs Inhibitor IκB wird durch die IKK zum Abbau markiert, NFκB wird frei und kann in den Zellkern translozieren (Karin, 1999). [3]: „ikkIsActivated=1;iKappaBisDegraded=1; nfKappaBInNucleus=1". Hier wurde ein State Element genutzt, da ein Aktivitätszustand herrscht.

MATERIAL UND METHODEN

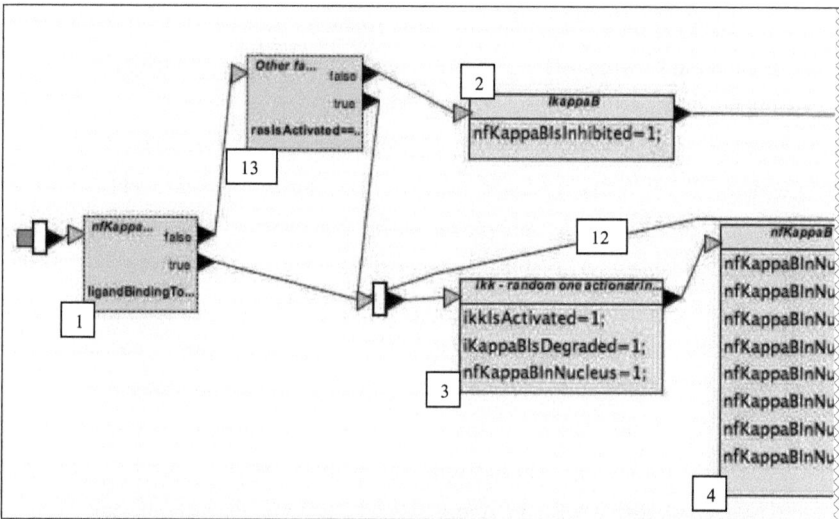

Abb. 2.1. NFκB: Start des Signaltransduktionsweges: Bei Bindung eines Liganden an den entsprechenden Rezeptor kommt es zur Aktivierung der IKK, IκB wird abgebaut und nfκB kann in den Nukleus translozieren und dort aktiv werden [1] [3] [4]. Wird der Signaltranduktionsweg gar nicht erst aktiviert, schreitet der Zellzyklus auch nicht voran [1] [2] [10].

[1]: conditionString: „ligandBindingToReceptor==1

[4]: nfKappaBInNucleus='IAPS';nfKappaBInNucleus='SURVIVIN';nfKappaBInNucleus= 'TRAILSUPPRESSION';nfKappaBInNucleus='BCLTWO';nfKappaBInNucleus='CDTWOK'; nfKappaBInNucleus='CYCLIND';nfKappaBInNucleus='TRAFONEANDTWO';nfKappaBInNucleus= 'BCLXL';

[12]: Rückläufige Transition: Nik aktiviert die IKK

[13]: Other factors activate nfKappaB: rasIsActivated==1||aktIsActivated==1||pkcIsActivated==1|| ckIIisActivated==1||pkacIsActivated==1||mksIisActivated==1

NFκB ist im Nucleus aktiv

Im Nucleus wirkt NFκB auf den Aktivitätszustand verschiedener Faktoren (IAPS, Survivin, BCL2, Trail, CD2K, Cyclin D, Traf 1 und 2, BCL-XL), die den Zellzyklus Beeinflussen (Chawla-Sarkar et al., 2003). Die Faktoren werden als Konstanten definiert. CDK2 entspricht also der Konstante 'CDTWOK'. Im State Element [4] wird definiert, auf welche Faktoren NFκB wirkt.

Da die Auswirkungen der aktivierten Faktoren unterschiedlich sind, wurde eine Transition Choice Element mit den Konstanten als Output Ports zwischen geschaltet [5].

MATERIAL UND METHODEN

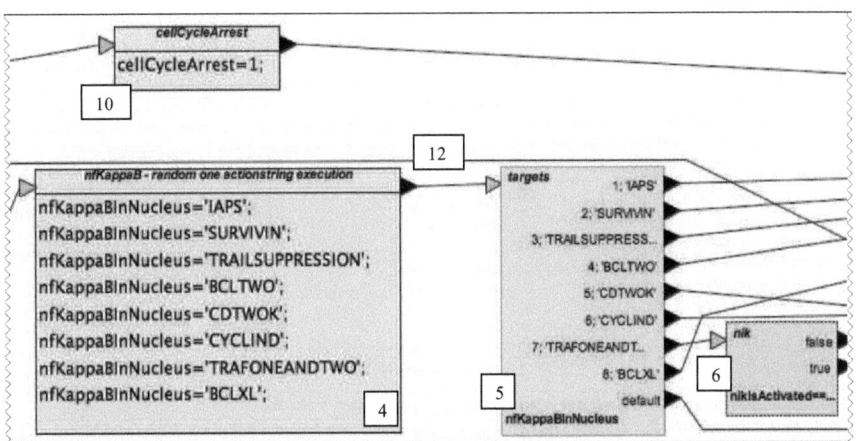

Abb. 2.2. NFκB ist im Nucleus aktiv: es wirkt auf verschiedene Faktoren: IAPS, Survivin, BCL2, Trail, BCL-XL , Traf 1 und 2, CD2K sowie Cyclin D.
[6] nikIsActivated=='IKK'||nikIsActivated=='ERK'

Die Auswirkungen der von NFκB beeinflussten Faktoren

Die Suppression von Trail sowie die Aktivierung von den IAPS, Survivin, BCL2 und BCL-XL bewirken die Hemmung der Apoptose der Zelle. Die Aktivierung der CDK2 und von Cyclin D wirkt sich positiv auf das Fortleben der Zelle aus und kurbeln den Zellzyklus an. Die Zellvorgänge der Hemmung der Apoptose und das Fortschreiten der Apoptose wurden als inaktiver bzw. aktiver Zustand als Action Strings [8] „apoptosisIsInhibited=1" und [9] „cellcylceprogression=1" in State Elementen dargestellt.

Die Proteine Traf 1 und 2 ([5] Output Port 'TRAFONEANDTWO') aktivieren den Faktor Nik. Dieser kann entweder ERK, welches den Zellzyklus ankurbelt oder in einer autokrinen Schleife, die mittels einer rückläufigen Transition [12] zum Transition condition Element „ikk" führt, die IKK aktivieren (Dhawan et al., 2002). Mit einem Transition Condition Element [6] „nikIsActivated=='IKK'||nikISActivated=='ERK'" werden die Umgebungsbedingungen definiert. Durch ein Transition Choice Element [7] wird entschieden, welcher Faktor aktiviert wird: es gibt Output Ports mit den Konstanten 'IKK' und 'ERK'. Wirkt Nik auf keine der beiden, hat dies keine Auswirkungen. Bleibt ein Ereignis in der Zelle wie in diesem Fall aus, führt in allen Modellen eine Transition vom Output Port „false" zum End Connection Point [13].

MATERIAL UND METHODEN

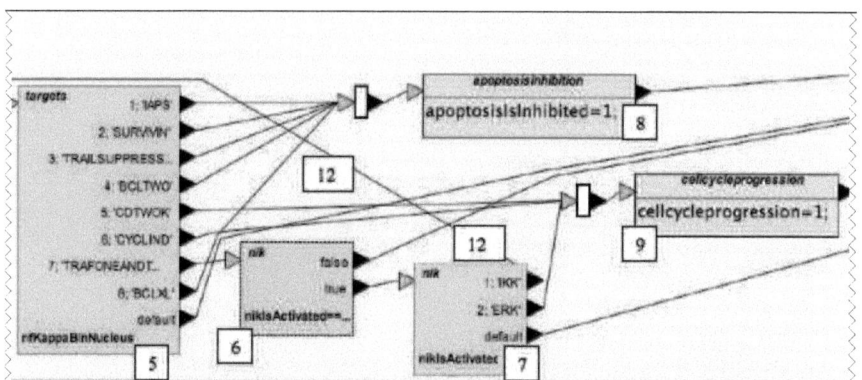

Abb. 2.3. Die Auswirkungen der von NFκB beeinflussten Faktoren: IAPS, Survivin, BCL2, Trail, und BCL-XL inhibieren die Apoptose, während CD2K sowie Cyclin D den Zellzyklus vorantreiben. Traf 1 und 2 wirken auf NIK, das kann entweder ERK oder die IKK aktiviert.
[6] nikIsActivated=='IKK'||nikIsActivated=='ERK'

Auswirkungen auf den Zellzyklus und Melaninabgabe

Im Falle der Zellzyklusprogression gibt der Melanozyt Melanin an die benachbarten Keratinozyten. Für die Abgabe von Stoffen an die Umgebung oder Nachbarn einer Zelle wird ein State Element mit einem Send Action String verwendet [11]:

„Send[melanin,'MELANINFORNEIGHBOURS',T];"

Dem State Element „apoptosisinhibition" [8] wird die Hemmung der Apoptose ausgeführt.

Wird der Signalweg gar nicht erst aktiviert oder steht der Zellzyklus aus anderen Gründen still, folgt das State Element „cellCycleArrest". Die angeschlossene Transition führt zum End Connection Point – es wird dargestellt, dass keine Vorgänge in der Zelle ablaufen.

MATERIAL UND METHODEN

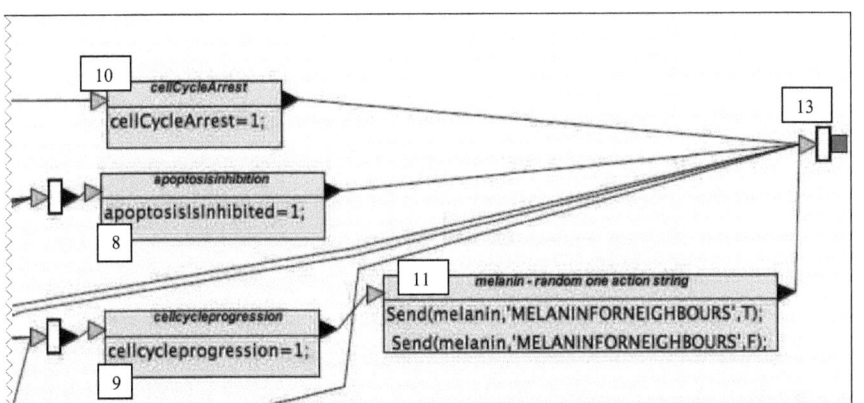

Abb. 2.4. Auswirkungen auf den Zellzyklus und Melaninabgabe: Zellzyklusprogression, Hemmung der Apoptose und Melaninabgabe oder Zellzyklusstopp am Ende des NFκB-Signaltransduktionsweges

2.4.2. Validierung

Um sicherzustellen, dass das Modell technisch korrekt spezifiziert wurde, ist nach der Fertigstellung die Validierung notwendig.

Dabei wird das Modell auf die Vollständigkeit von Start- und Endpunkt und die Verbindung jedes Input und Output Ports mit einem anderen Element überprüft. Es wird getestet, ob alle Variablen in die Data file aufgenommen wurden und eindeutig sind. Des Weiteren wird die Richtigkeit der Zuweisungen von Zelleigenschaften und der Syntax von Zuweisungen und Boolesche Ausdrücke verifiziert.

Die Validierungsergebnisse zeigen, wo technische Fehler gemacht wurden. Mit der Fehlermeldung lässt sich dann genau verfolgen, welches Element, welche Variable oder welcher Port mit dem bestehenden Problem ist.

Nach Validierung und Fehlerkorrektur jedes Modells, wurden die einzelnen Modelle zu einem ausführbaren Code Modell zusammengefügt, das für eine Computer-Simulation genutzt werden kann.

3. Ergebnisse

Eine wichtige Herausforderung der Erstellung eines Modells der Signaltransduktionswege in Melanozyten und in einer Melanomzelle war es, aus einer Fülle von existierenden Daten, fragmentierten Informationen und Übersichtsarbeiten die entscheidenden Schritte herauszufiltern. Mit dem EPISIM-Modeller wurden diese komplexen Informationen logisch zusammengefügt und systematisch in ein in silico Modell implementiert. Die gesammelten und geordneten Ergebnisse dieser Studie der Signaltransduktionswege werden im Folgenden dargelegt und das entstandene Modell vorgestellt.

3.1. Das Modell: „signaling pathways – melanocyte or melanoma.mbe"

Das Modell „signaling pathways – melanocyte or melanoma.mbe" umfasst die als Submodelle [4], [5] Modelle des gesunden und entarteten Melanozyten: „cancerogenesis.mbe" oder „melanocyte signaling pathways.mbe."

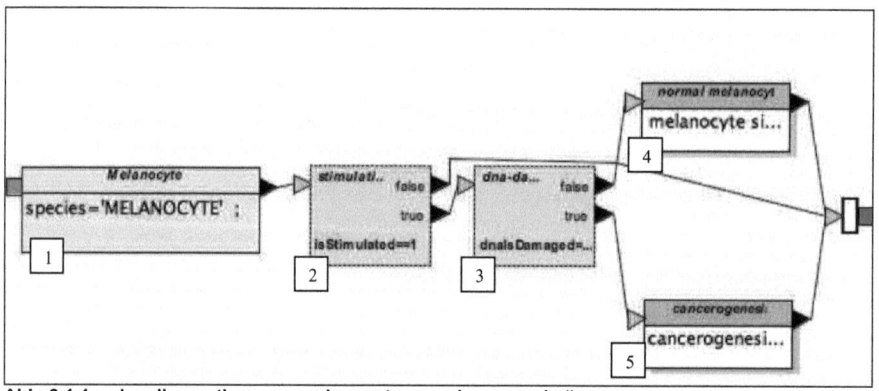

Abb. 3.1.1. „signaling pathways – melanocyte or melanoma.mbe"
Die Zelle wird als Melanozyt definiert [1]. Wenn die Bedingungen der Stimulation [2] und der DNA-Schädigung [3]: „dnalsDamaged==1&&repairFailed==1" zutreffen, ist die Möglichkeit der Kanzerogenese gegeben: der Pfad läuft zum Submodell „cancerogenesis.mbe" [5]. Ist die DNA nicht geschädigt, laufen die regulär intakten Signaltransduktionswege in einem gesunden Melanozyten ab: Submodell [4]: „melanocyte signaling pathways.mbe".

Die Submodelle „cancerogenesis.mbe" und „melanocyte signaling pathways.mbe." wiederum führen zu den betrachteten Signaltransduktionswege im Melanozyt bzw. im

ERGEBNISSE

möglicherweise entarteten Melanozyt (Abb. 3.1.2. und 3.1.3.): MAPK-Signaltranduktionsweg (Mitogen-Activated-Protein-Kinase), Akt -Signaltransduktionsweg (AKR mouse thymoma), NFκB-Signaltranduktionsweg (Nuclear factor kappa B) und Wnt)/Catenin-Signaltransduktionsweg (Wingless-type mouse mammary tumor virus integration site). Die Submodelle zum Rb/E2F-Signaltransduktionsweg (Retinoblastoma/Gene, die Transkriptionsfaktoren der Zellzykluskontrolle kodieren) befinden sich als Submodelle in den Modellen „mapk-signaling pathway.mbe" und „mel mapk-signaling pathway.mbe".

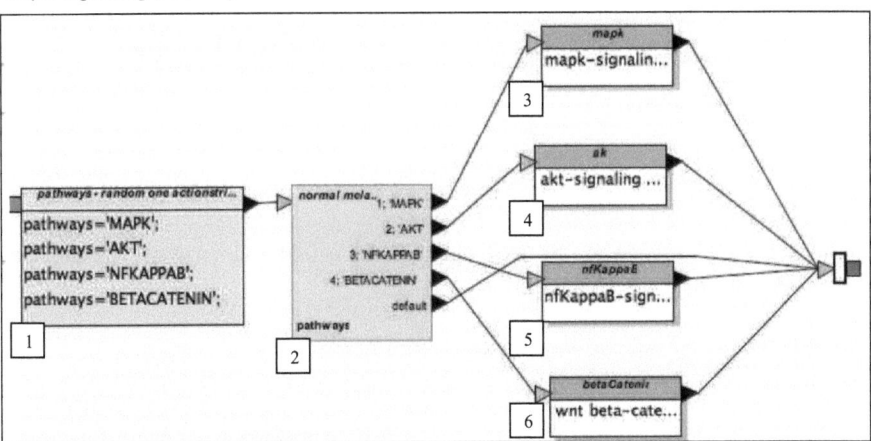

Abb. 3.1.2. „melanocyte signaling pathways.mbe"
Je nachdem welcher Action String ausgewählt wird [1], führt der Pfad vom Ausgang des Transition Choice Elementes „pathways" [2] zu einem der in den Submodelle untergeordneten Signaltransduktionswege [3] - [6] „mapk-signaling pathway.mbe", „akt-signaling pathway.mbe", „nfKappaB-signaling pathway.mbe" und „wnt beta-catenin-signaling pathway.mbe"

ERGEBNISSE

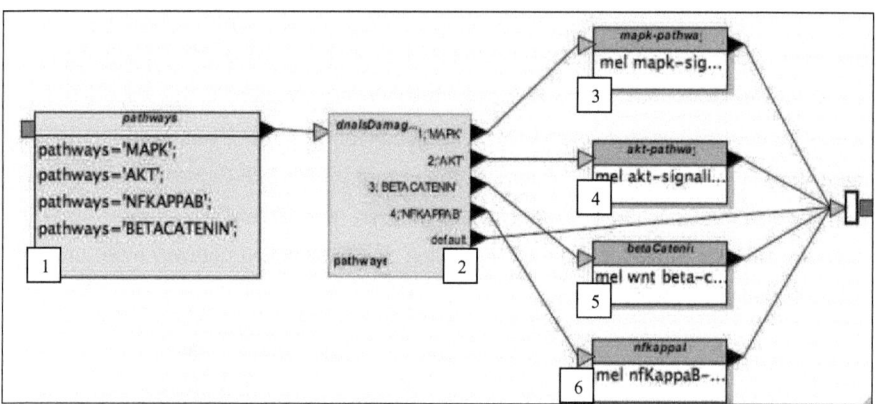

Abb 3.1.3. „cancerogenesis.mbe"
Die Pfade führen wie in Abb. 3.1.2. zu Submodellen. Da hier die DNA geschädigt ist, können die in den Submodelle enthaltenen Wege zur Melanomentstehung führen (daher „mel") [3] - [6]: „mel mapk-signaling pathway.mbe", „mel akt-signaling pathway.mbe", „mel wnt beta-catenin-signaling" pathway.mbe und „mel nfKappaB-signaling pathway.mbe".

Jeder dieser Signalwege ist im Navigator zu finden und kann einzeln geöffnet und angeschaut werden.

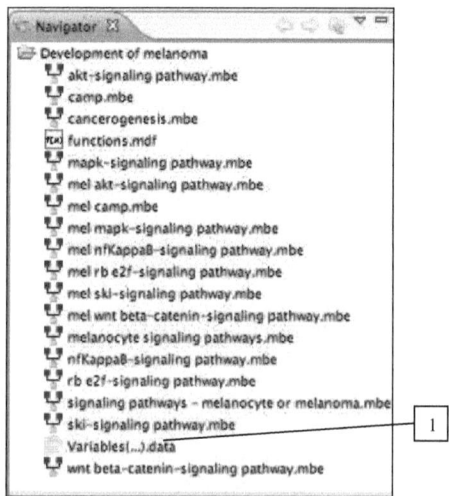

Abb. 3.1.3. Navigator
Alle Modelle und die zentrale Datafile [1] werden über den Navigator aufgerufen.

3.2. Wichtige Schritte in der Melanomentstehung und deren Modellierung

3.2.1. Schädigung der DNA

Für die initiale Bahnung der Krebsentstehung ist entscheidend, ob die DNA der Zelle Schaden nimmt. (Reed et al.; 1999; Yarosh, 2004; Rouzaud et al., 2005) Es folgend ist wichtig, ob die zelleigenen Reparaturmechanismen gegriffen und den DNA-Schaden beheben konnten, z.B. durch Rb-Proteine (retinoblastoma proteins) (Tonks et al. 2006). Mit einem Transition Condition Element (s.o. Abb. 3.1.1. [2]) wird definiert, ob die DNA geschädigt wurde und ob ein Reparaturversuch erfolgreich war: Conditionstring: „dnaIsDamaged==1&&repairFailed==1". Wenn beide Bedingungen zutreffen, führt der Pfad zum Submodell „cancerogenesis.mbe", d.h. eine maligne Entartung ist möglich.

3.2.2. Fehlerhafte Faktoren

Das Modell „cancerogenesis.mbe" repräsentiert einen Melanozyten dessen DNA geschädigt ist. Welche Faktoren eines Signaltransduktionsweges von diesem Schaden betroffen sind, wird im zugehörigen Modell definiert. Beispielsweise Raf (Rous sarcoma associated factor) ist in der Mehrzahl der Melanome von einer Mutation betroffen, d.h. trotz fehlender aktivierender exogener Faktoren ist Raf aktiv und übt seine Funktion aus (Abb.3.2.2). (Alsina et al., 2003; Becker et al., 2006; Haluska et al., 2006; Roberts, 2006; Hao et al., 2007).

ERGEBNISSE

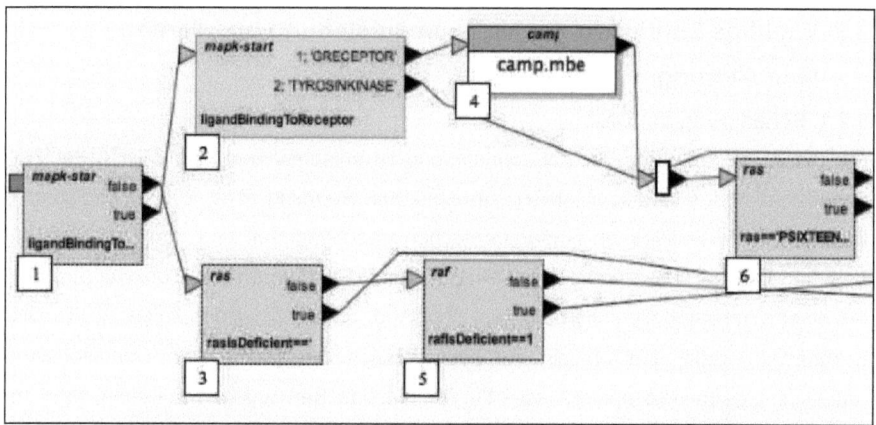

Abb. 3.2.2. „mel mapk-signaling pathway.mbe" Beispiel für einen defekten Faktor:[1]: Kein Ligand bindet an den Rezeptor, die Bedingung „ligandBindingToReceptor==1" trifft nicht zu, Output Port „false" wird genommen. [2], [3]: Ras (Receptor activated substrate) oder Raf (Rous sarcoma associated factor) können fehlerhaft und ohne Stimulation aktiv sein. Die Bedingungen „rasIsDeficient==1" und/oder „rafIsDeficient==1" treffen zu, daher wird jeweils der Output Port „true" genommen und die Signaltransduktionskaskade läuft an.

3.2.3. Eine entartete Zelle entsteht

Ein entarteter Melanozyt entsteht am Endpunkt eines Modells. Dabei müssen nicht alle Faktoren, von denen die fehlerhafte Expression im Malignen Melanom bekannt ist, betroffen sein. An diesem Punkt in einem Modell angekommen entsteht eine Melanomzelle mit den Eigenschaften einer entarteten Zelle: Unabhängigkeit von Wachstumsfaktoren, Unempfindlichkeit gegenüber hemmenden Signalen, Genetische Instabilität, Unempfindlichkeit gegenüber Apoptoseinduktion, unbegrenztes replikatives Potential. (Hanahan et al. 2000; Fensterle, 2006).

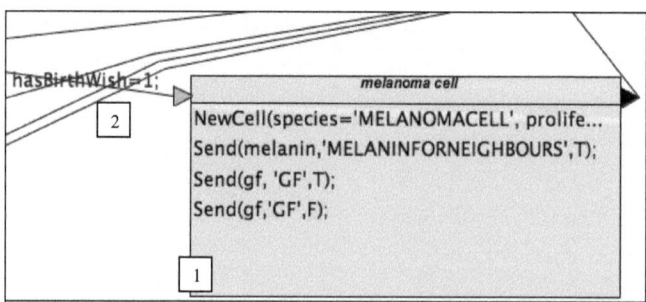

ERGEBNISSE

Abb. 3.2.3. Eine Melanomzelle entsteht
[1]: Die entstandene Melanomzelle besitzt im Action String definierte Eigenschaften:
„NewCell(species='MELANOMACELL',proliferation=1,celldeath=0,hasBirthWish=1);Send(melanin,'MELANINFORNEIGHBOURS',T);Send(gf, 'GF',T);Send(gf,'GF',F);"
[2]: Transition Action „hasBirthWish=1;"

3.3. Die Signaltransduktionswege in Melanozyt und Melanomzelle

Im Folgenden werden die Signaltransduktionswege im Melanozyten und mögliche Veränderungen in der Melanomentstehung erläutert sowie die zugehörigen Modelle dargestellt.

3.3.1. Der MAPK-Signaltranduktionsweg (Abb. 3.3.1 – 3.3.5.)

Der Mitogen-Activated-Protein-Kinase-Signaltransduktionsweg (MAPK-Signaltransduktionsweg, mitogene Kaskade) ist Konvergenzpunkt vieler Signaltransduktionswege des Melanozyten. Er hat durch diese Vernetzung eine Schrittmacherfunktion und mündet in der Aktivierung verschiedener Proteine und Faktoren, die zu Proliferation und Differenzierung der Zelle beitragen. (Fensterle, 2006) Der Start der mitogenen Kaskade im gesunden Melanozyten erfolgt entweder über die Bindung eines Wachstumsfaktors (EGF= Epidermal growth factor, bFGF= b Fibroblast growth factor oder M/SCF= mast/stem cell factor) an einen entsprechenden Tyrosinkinase-Rezeptor (EGF-Rezeptor, FGF-Rezeptor=, c-Kit (=Stammzellfaktor)-Rezeptor) oder über die Aktivierung eines G (Guanosintriphosphat=GPT)-Protein gekoppelten Rezeptors wie dem Melanocortin-Rezeptor mit seinem Ligand dem αMSH (αMelanotropin) (Haas et al., 2005; Halaban, 2005). Beide Wege führen zur Aktivierung der GTPase (Ras (Receptor activated substrate), letztere über die Adenylatcyclase, zur cAMP(Zyklisches Adenosinmonophosphat) Erhöhung intrazellulär und schließlich zur Aktivierung von Ras durch den cAMP-driven Exchange Faktor (Busca et al., 2000; Smalley, 2003). Am Ende Signalweiterleitung über Ras → Raf → MEK (MAPK/ERK Kinase) 1 und 2 stehen ERK (Extra cellular signal regulated kinase) 1 und 2 mit ihren entsprechenden Funktionen. Es existieren in jedem Glied dieser Kette Proteine, die ihren Verlauf kontrollieren.

ERGEBNISSE

Ras:
Bei normaler Ras Stimulation aktiviert Ras die Serin/Threonin Kinase Raf (A-Raf, B-Raf, cRaf1) direkt. Bei starker Ras Stimulation gibt es Mechanismen, welche die Zelle vor onkogener Transformation schützen und in der gesunden Zelle zum Zellzyklusstopp führen: Ras induziert via ERK die Regulation sowohl von p53 und somit die Apoptose als auch von p16^{INK4a} (Inhibitor of Cyclin-dependent Kinase 4-Pocket Protein), das CDK (Cyclin-dependent-Kinase) 4 und 6 inhibiert (Chin et al., 2006).

Raf:
Neben der MEK 1 und 2 Aktivierung erhöht eine starke Raf Stimulation die p21^{CIP-1} (p21 Cyclin-dependent Kinase Inhibitor) Expression. p21^{CIP-1} bewirkt als CDK-Inhibitor (CKI) den Zellzyklusarrest Smalley, 2003).
Gehemmt werden kann Raf von Raf 1 kinase inhibiting protein und Proteinen der Sprouty-Familie (SPRY) (Tsavachidou et al., 2004).

MEK1 /2 und ERK1/2:
MEK 1 und 2 (Mitogen activated protein kinase), von Raf aktiviert, phosphorylieren ERK. Im Cytoplasma inaktivieren ERK die Bad (Bcl-xL/Bcl-2-associated death promoter) und Bim (Bcl-2-interacting mediator of cell death), die die anti-apoptotischen Proteine Bcl-2 (B-cell lymphoma/leukemia-2 gene) und Bax (Bcl-associated protein x) inhibieren, und tragen so zum Fortleben der Zelle bei (VanBrocklin et al., 2003; Panka et al., 2006;). Bad wird durch die p90RSK (90-kDa ribosomale S6 Kinase Pocket Protein) deaktiviert. Es bleibt im inhibitorischen Komplex mit 14-3-3 cytoplasmatischem Protein und kann seine proapoptotische Funktion nicht ausführen. ERK migrieren zusätzlich in den Zellkern, wo sie mehrere Transkriptionsfaktoren phosphorylieren und aktivieren, welche die Expression von zellzyklusantreibenden und anti-apoptotischen Proteinen induzieren. Der so genannte „Survival Factor" melanocyte transcription factor microphthalmia (Mitf), stimuliert die Melaninsynthese, das anti-apoptotische Protein Bcl-2 und andere Faktoren, die für die Zellzyklusprogression sorgen (Widlund et al., 2003;

ERGEBNISSE

Panka et al., 2006;). Iaps (Inhibitor of apoptosis) und BCL-X1 sind Proteine, die die Apoptose inhibieren und deren Expression auch von ERK eingeleitet wird. Eine wichtige Funktion, die ERK im Nukleus des Melanozyten erfüllt, ist die Aktivierung der Transkriptionsfaktoren c-Jun (N-Terminale Kinase), Ets (E26 avian leukemia oncogene) und CRFB (Corticotropin-releasing factor B). Sie regulieren die Transkription der für die Zellzyklusprogression wichtigen Faktoren Cyclin D und E2F (2 und 4) (Halaban, 2005). An dieser Stelle schließt sich der Rb/E2F-Signalweg an.

Abb. 3.3.1. – 3.3.5. mapk-signaling pathway.mbe

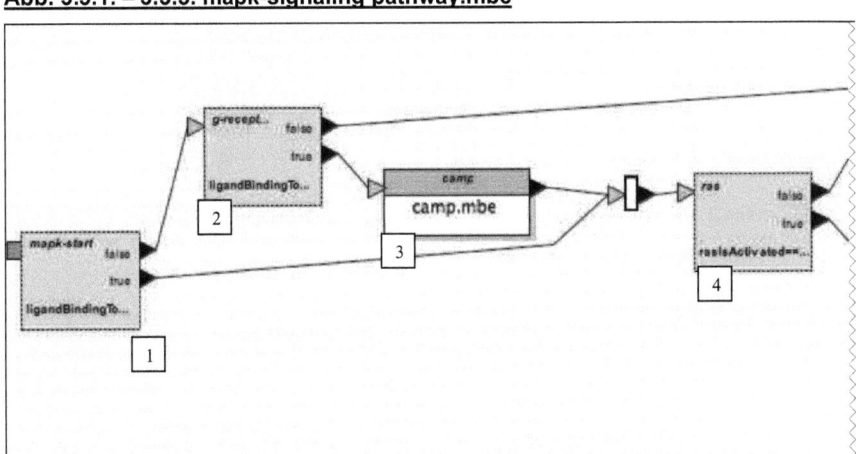

Abb. 3.3.1. Über einen G-Rezeptor oder einen Tyrosinkinase-Rezepzor wird Ras aktiviert.
[1]:ligandBindingToTyrosinkinaseReceptor==1 [2]:ligandBindingToGReceptor==1
[4]:rasIsActivated =='P16INK4A'||rasIsActivated=='P53'

ERGEBNISSE

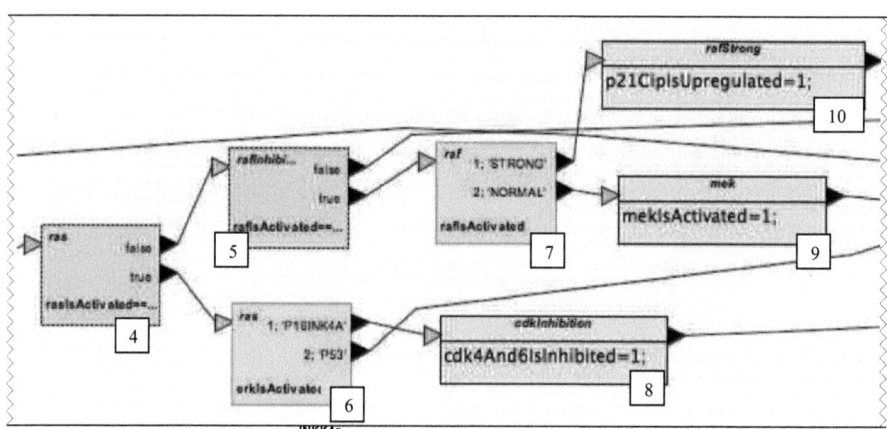

Abb. 3.3.2. Ras kann durch p16^{INKK4a} [4][6], inhibiert werden, so dass die CDK4 und 6 nicht aktiviert werden [8]. Wird Raf nicht von raf1KinaseInhibitingProtein und Spry2 inhibiert [5], aktiviert es bei normal starker Aktivierung MEK [9], bei starker Aktivierung p21^{Cip} [10], das zum Zellyzyklusarrest führt.

[4]: rasIsActivated=='P16INKA'||rasIsActivated=='P53' [5]: rafIsActivated=='NORMAL'&&raf1Kinase
InhibitingProteinIsActivated==0&&spry2IsActivated==0||rafIsActivated=='STRONG'&&raf1KinaseInhibiting
ProteinIsActivated==0&&spry2IsActivated==0

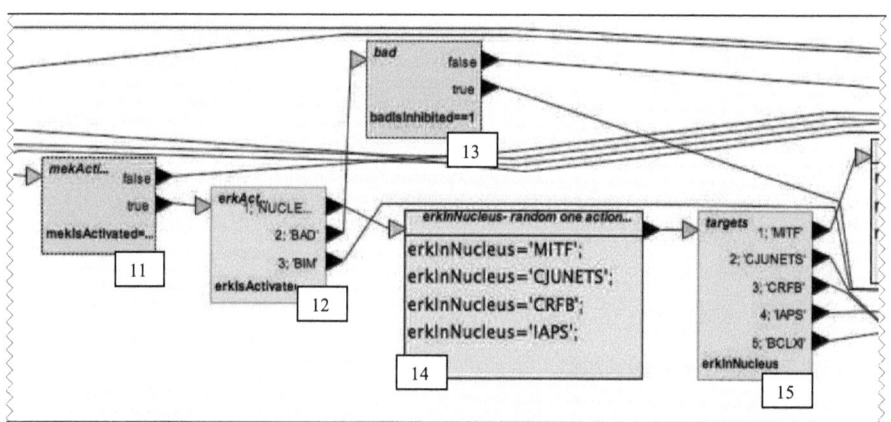

Abb. 3.3.3. Über MEK [11] wird ERK aktiviert [12]. Wenn ERK nicht durch Bad oder Bim gehemmt [12][13], transolziert es in den Nukleus zur Initiierung verschiedener Faktoren [14][15].
[11]: mekIsActivated=='NUCLEUS'||mekIsActivated=='BAD'||mekIsActivated=='BIM'
[14]: erkInNucleus=='MITF';erkInNucleus=='CJUNETS';erkInNucleus=='MYC'; erkInNucleus=='IAPS';
    erkInNucleus=='ETWOF';

ERGEBNISSE

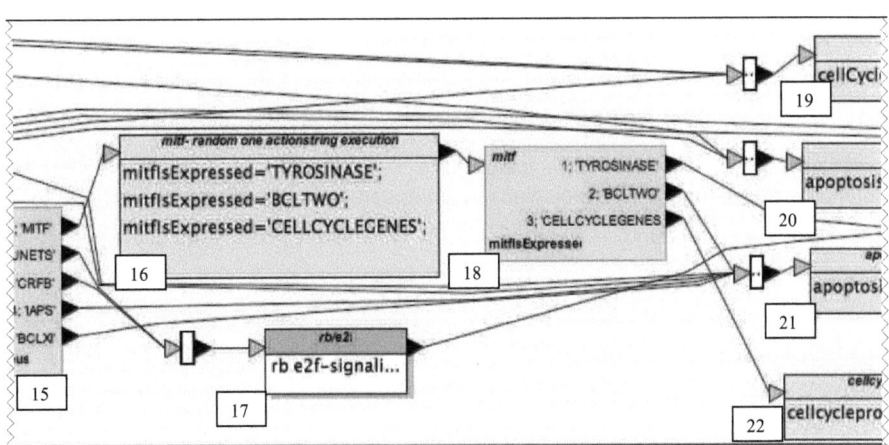

Abb. 3.3.4. MITF wird exprimiert [16] und wirkt antiapoptotisch über BCL2 [18][21], zellzyklusaktivierend über die Expression verschiedener Proteine [18][22] und trägt über die Tyrosinase zur Melaninsynthese bei. CJun, Ets und CRFB greifen in den Rb/e2f-Signaltransduktionsweg ein [15][17]. IAPS und BCL XL inhibieren die Apoptose [15][21]
[17] Submodell: rb e2f-signaling pathway.mbe

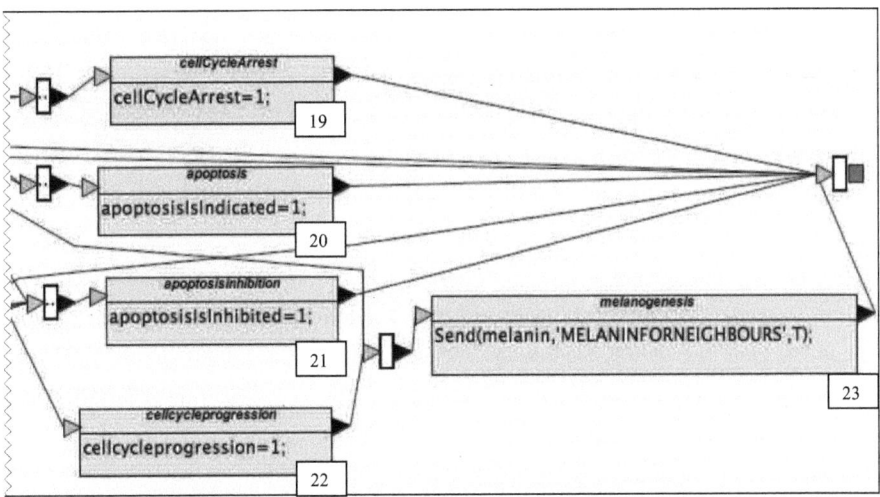

Abb. 3.3.5. Ende der Kaskade: Schreitet der Zellzyklus voran [22], sendet der Melanozyt Melanin eine seine benachbarten Keratinozyten [23] und proliferiert. Wird der Zellzyklus gestoppt [19] proliferiert er dementsprechend nicht. Wenn die Apoptose eingeleitet wird [20], stirbt die Zelle.

ERGEBNISSE

Der MAPK-Signaltransduktionsweg im Melanom
Der MAPK-Signaltransduktionsweg ist ein besonders wichtiger Signaltransduktionsweg in der Onkogenese eines Melanoms (Houben, 2004; Gray-Schopfer et al., 2005; Halaban, 2005; Panka et al., 2006;). In praktisch jeder Melanomzelle findet sich eine ständige Aktivierung durch verschiedene Veränderungen (Fensterle, 2006; Haluska et al., 2006; Hao et al., 2007; Chiu et al., 2007). Mutationen und Deregulationen, die zum permanenten Anschalten dieses Signaltransduktionsweges führen und dadurch eine Tumorzelle vor der Apoptose bewahren und ihre Proliferation sichern können, sind nahezu konsequent vorhanden (Cohen et al., 2002; Smalley, 2003). Die vermehrte Aktivität zeigt sich in zugehörigen hohen Proteinaktivitäten beispielsweise der Kinasen ERK 1 bzw. 2 (Mirmohammadsadegh, 2007).

Autokrine Stimulation:
Indem Melanomzellen die Fähigkeit erlangen sich durch autokrine Mechanismen selbst zu stimulieren, können sie ohne äußere Wachstumsfaktoren proliferieren. Beispielsweise exprimieren sie die Wachstumsfaktoren FGF1 und HGF (Hepatocyte growth factor) sowie ihre Rezeptoren bFGF und HGFR (Hepatocyte growth factor receptor) (Satyamoorthy et al., 2003). Des weiteren unterstützen parakrine Mechanismen wie der IGF (Insulin-like growth factor) und PDGF (Plateled derived growth factor) das Wachstum zusätzlich (Abb. 3.3.12. [36]) (Satyamoorthy et al., 2001).

Ras und Raf – Mutationen:
Wenn Ras oder Raf fehlerhaft exprimiert sind, können sie auch ohne Stimulation über einen Rezeptor den MAPK-Signalweg aktivieren (Panka et al., 2006). In ca. 9-15% der Melanome findet man Mutationen von Ras und in ca. 60 % von Raf (meist B-Raf) (Alsina et al., 2003; Becker et al., 2006; Haluska et al., 2006; Roberts, 2006; Hao et al., 2007) Bei starker Raf-Aktivierung, die in malignen Zellen häufig vorkommt, kann Raf den CDK-Inhibitor p21^{CIP} aktivieren, welcher die Zelle vor onkogener Transformation schützen kann. Es kommen auch bei p21^{CIP} Mutationen vor, so dass es seine Funktion nicht erfüllen kann (Smalley, 2003) Die Raf-Inhibitoren, Raf1-Kinase-Inhibiting-Protein und

SPRY2, sind in malignen Melanozyten häufig herunterreguliert oder fehlen ganz (Tsavachidou, 2004).

P53:

Das Protein p53 blockiert den Zellzyklus, wenn gravierende Schäden in der DNA vorliegen. Haben DNA-Reparatursysteme die Schäden repariert, kann dieser wieder fortgesetzt werden. Ist eine Reparatur nicht möglich, wird die Apoptose eingeleitet und somit verhindert, dass geschädigte Zellen sich vermehren und entarten. Im malignen Melanom sind Punktmutationen oder Allelverlust von p53 selbst selten oder kommen gar nicht vor (Chin, 2003). Es findet sich jedoch häufig ein Verlust von Tumorsupressor Gen $p14^{ARF}$ (p14 Alternate reading frame). Dadurch wird p53 vermehrt abgebaut und kann dementsprechend seine proapoptotische und zellzyklusblockierende Wirkung nicht ausüben (Lowe et al., 2004; Horn, 2005; Packer et al., 2007).

Bad und Bim: proapoptoische Proteine

Ist Bad aktiv, transloziert es ins Mitochondrium und verhindert durch Bindung an Bcl-2 und Bcl-XL deren Apoptoseinhibierung. Die RSK 9(0-kDa ribosomale S6 Kinase) kann durch Phosphorylierung von Bad diese Funktion aufheben. In malignen Melanomzellen können das hochaktive ERK oder eine fehlerhafte RSK Bad dauerhaft ausschalten, d.h. die Apoptose der malignen Zellen verhindern (Shimamura et al., 2000; VanBrocklin et al., 2003; Haluska et al., 2006). Ein anderes Mitglied derselben Proteinfamilie, dass die Apoptose induzieren kann, aber von ERK 1 und 2 im Melanom in erhöhtem Maße abgebaut wird, ist Bim (Ley et al., 2003).

ERK:

In einer Melanomzelle kann ERK die zusätzliche Fähigkeit erlangen, über die MKS1 (MAP kinase 4 substrate 1) NFκB zu aktivieren, was zum Fortbestehen einer malignen Zelle beiträgt (Guldberg et al., 1997; Dhawan et al., 2001).

ERGEBNISSE

E2F:

Im nicht stimulierten Melanozyten liegen E2Fs (E2F2, E2F4) gebunden vor. Im Melanom sind die Signaltranduktionskaskaden unabhängig von Wachstumsfaktoren geworden und E2Fs können immer aktiv sein. E2F1 wird im Melanom erhöht exprimiert, was in diesem Falle zur Proliferation und nicht wie in der gesunden Zelle zur Apoptose führt (Roberts, 2006).

Abb. 3.3.6. – 3.3.12. mel mapk-signlaing pathway.mbe

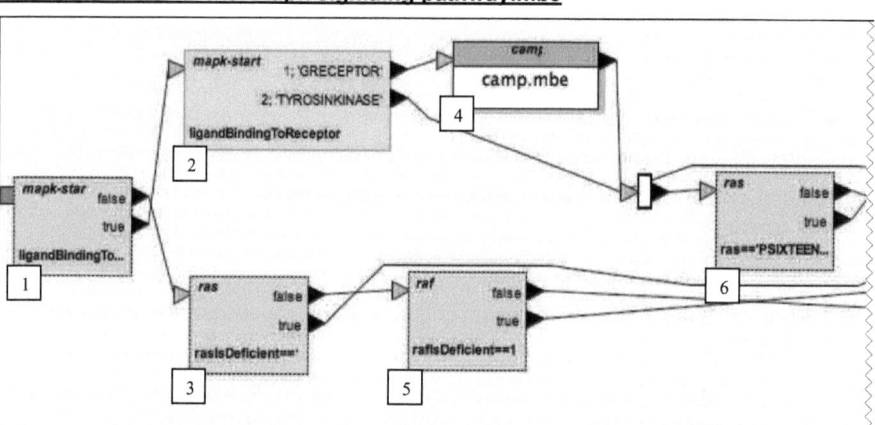

Abb. 3.3.6. Auf dem normalen Weg wird Ras über einen G-Rezeptor oder einen Tyrosinkinase-Rezeptor aktiviert [1][2][4] und kann durch p16^{INK41} oder p53 gehemmt werden [6]. Ras und Raf können jedoch durch Mutationen fehlerhaft und so trotz fehlender Ligandenbindung an einen Rezeptor aktiv sein [1][3][4].
[1]: ligandBindingToReceptor=='GRECEPTOR'||ligandBindingToReceptor=='TYROSINKINASE' [3]: rasIsDeficient==1 [5]: rafIsDeficient==1 [6]: ras=='PSIXTEENINKFOURA'||ras=='PFIFTYTHREE'

ERGEBNISSE

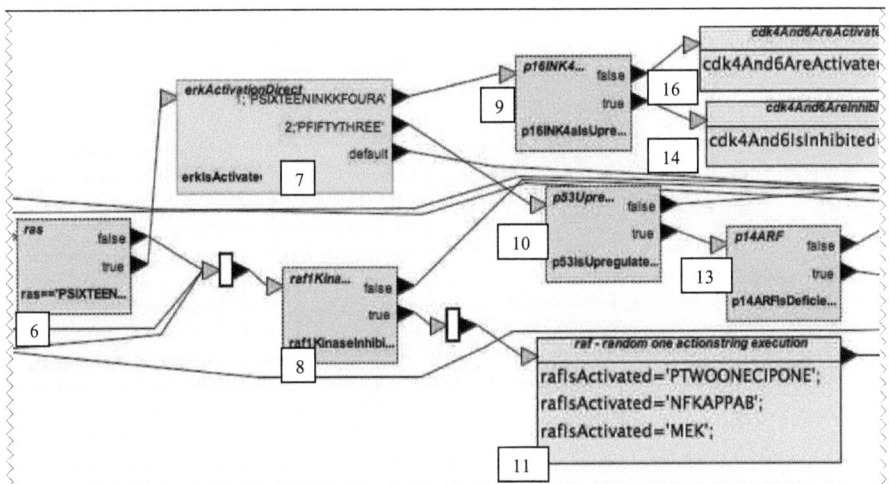

Abb. 3.3.7. ERK kann bei starker Stimulation direkt von Ras aktiviert werden [7] und aktiviert dann selbst die CDK4 und 6 [16]. Dieser Vorgang kann durch p16^{INK4a} oder p53 gestört werden [7][16]. Sind diese jedoch defekt (p16^{INK4a} [9], bzw. p53s Regulator p14^{ARF} [10][13]) könne sie ihre tumorsuppressive Funktion nicht mehr erfüllen. Bei normal starker Ras-Aktivierung wird Raf aktiviert. Auch Raf kann ungehemmt aktiv sein [11], wenn seine Inhibitoren Raf1KinaseInhibitingProtein und Spry2 [8] defekt sind.
[6]: ras=='PSIXTEENINKFOURA'||ras=='PFIFTYTHREE' [8]: raf1KinaseInhibitingProteinIsDeficient==1 ||spry2IsDeficient==1 [9]: p16INK4aIsUpregulated==1||p16INK4aIsDeficient==0 [10]:p53IsUpregulated==1 [13]: p14ARFIsDeficient==1

ERGEBNISSE

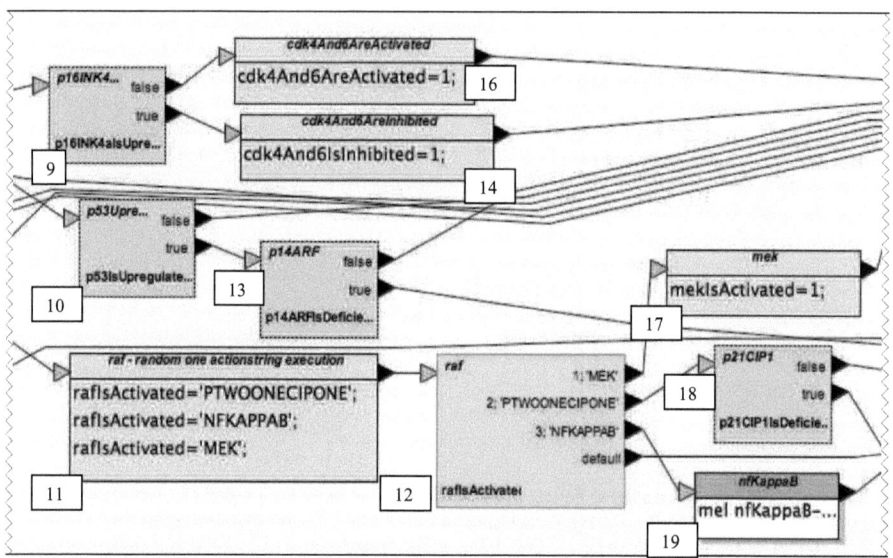

Abb.3.3.8. Raf aktiviert MEK [17] und den NFκB-Signaltransduktionsweg[19], kann jedoch von P21^{CIP1} inhibiert werden, falls dieses nicht defekt ist [11][12][18]. CDK4 und 6 werden von ERK aktiviert oder von p16^{INK4a} inaktiviert [9][14][16].
[13]: p14ARFIsDeficient==1 [18]: p21CIP1IsDeficient==1 [19]: mel nfKappaB-signaling pathway.mbe

ERGEBNISSE

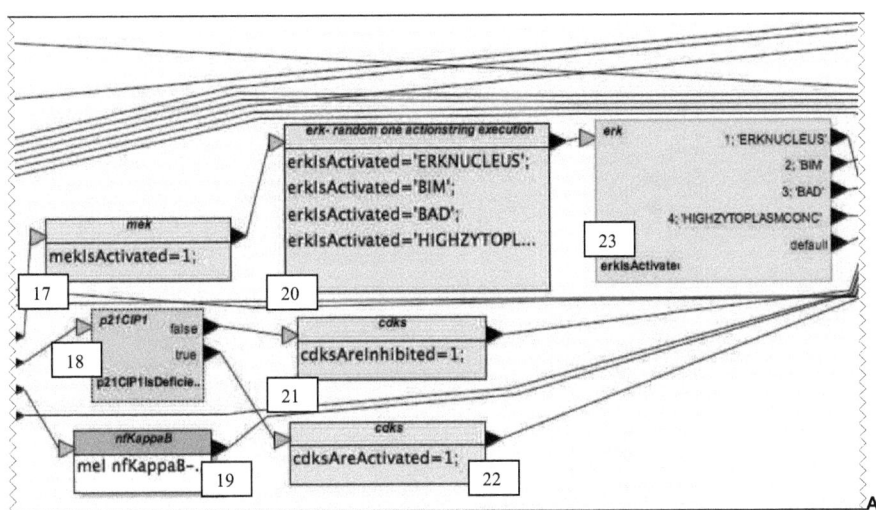

Abb. 3.3.9. ERK ist aktiv. Über Raf wird der NFκB Signalweg und die CDKs aktiviert
[18]: p21CIP1IsDeficient==1 [19]: mel nfKappaB-signaling pathway.mbe

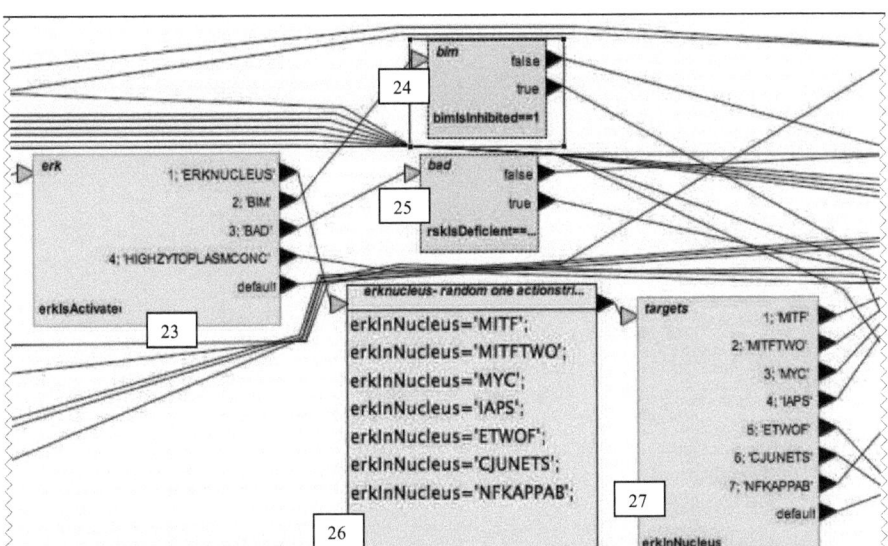

Abb. 3.3.10. Die ERK ist im Nucleus aktiv [23][26]. Bad kann bei starker Aktivierung von ERK durch die RSK inhibiert werden, welche jedoch defekt sein kann.[24]: bimIsInhibited==1 [25]: rskIsDeficient==1||ERK=='STRONG'

ERGEBNISSE

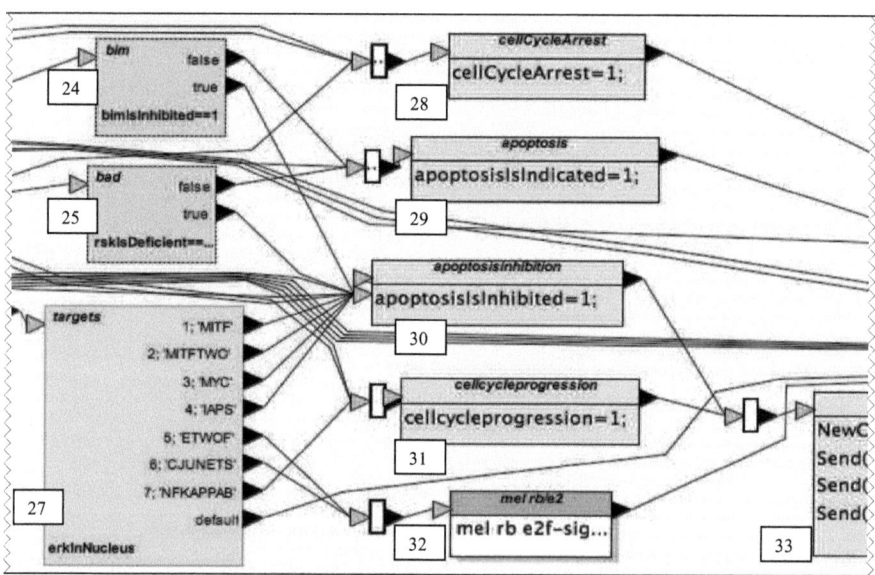

Abb. 3.3.11. Die durch ERK aktivierten Faktoren [27] haben postitive Auswirkungen auf den Zellzyklus[31][32] und das Überleben [30]der Zelle. Bad und Bim nehmen Einfluss auf die Apoptose [24][25]. [32]: mel rb e2f-signaling pathway.mbe [33]: melanoma cell

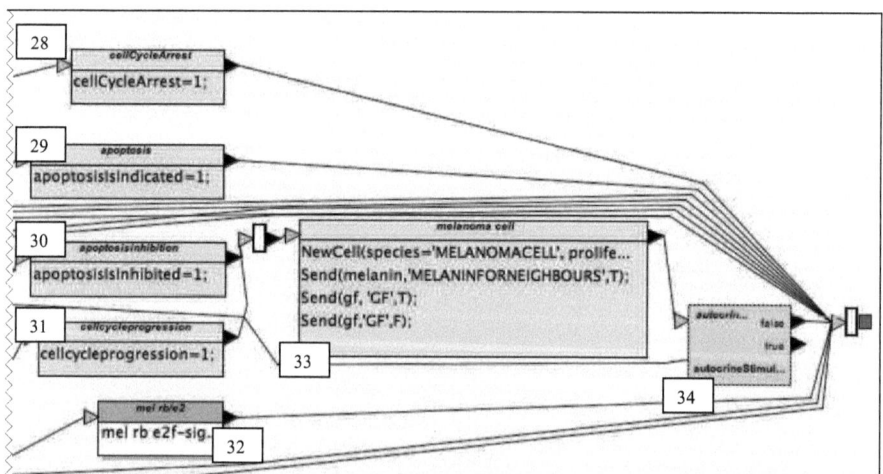

Abb. 3.3.12. Eine Melanomzelle kann entstehen. Sie proliferiert ungehemmt, geht nicht in Apoptose, versendet Melanin und Wachstumsfaktoren [35] und hat gegebenenfalls die Fähigkeit zur autokrinen Wachstumsstimulation [36].

ERGEBNISSE

[33]: NewCell(species='MELANOMACELL', proliferation=1, celldeath=0,
hasBirthWish=1); Send(melanin,'MELANINFORNEIGHBOURS',T);Send(gf, 'GF',T);Send(gf,'GF',F);
[34]: autocrineStimulation==1

3.3.1.1. Rb/E2F-Signaltranduktionsweg

Eine große Rolle spielen in diesem Signalweg die Pocket Proteine oder auch Rb-Proteine, erstmals von Knudson 1971 im Retinoblastom entdeckt. Sie überwachen als Regulatoren des Zellzyklus die Restriktionspunkte von Ruhe- und DNA-Synthese Phase (Halaban, 1999; Petrocelli et al., 2000). E2Fs sind transkriptionsaktive Faktoren, die den Zellzyklus ankurbeln. Im nicht mitogen-stimulierten Melanozyten sind freie E2Fs selten: Im Komplex mit Pocket Proteinen wie p130 oder seltener mit pRb gebunden, findet keine Transkription statt und der Zellzyklus stoppt. Im mitogen-stimulierten Melanozyten sind E2F2 und E2F4 hingegen frei und transkriptionsaktiv E2F aktiviert Cyclin E, welches dann wie auch Cyclin D die CDK (cyclin dependent kinases) aktiviert.

Die CDK-Aktivität wird durch Inhibitoren, die CKI (CDK-Inhibitor) -Familien INK4 (Inhibitor of Cyclin-dependent Kinase 4) und WAF/KIP (wild-type p53 aktiviated fragment/ (Proteine der Cyclin-dependent Kinase Inhibitoren), kontrolliert. INK4 (p16INK4a) binden an CDK 4 und 6, so dass Cyclin D keine Bindung mehr eingehen kann. WAF/KIP (p21WAF1, p27KIP1, p57KIP2) bilden einen Komplex mit Cyclin E-CDK2, dessen Aktivität wird so inhibiert wird. Folglich findet keine Zellzyklusprogression statt (Petrocelli et al., 2000; Halaban, 2005).

Die CDK inhibieren wiederum durch vermehrte Phosphorylierung die Tumorsuppressorfamilie der Retinoblastomproteine (pRb, p107, p130 = Pocket Proteine). Somit wird E2F (2 und 4) aus dem supprimierenden Komplex mit den Pocket Proteinen befreit. Ohne die Hemmung durch die Retinoblastomproteine kann E2F ab sofort die kontinuierliche Expression von Genen bewirken, die den Zellzyklus ankurbeln:

- Zellzyklus Progression und verstärkende Stimulation CDK: Cycline A, D, E, cdc2, p107, p21 CIP
- DNA-Synthese: Dihydrofolatreduktase, DNA-Polymerase α
- Transkriptionsfaktoren: c-Myc (V-myc myelomatosis viral oncogene homolog), c-MYB, B-MYB, E2F1, E2F2

(Halaban, 1999; Petrocelli et al., 2000; Haass et al., 2005; Halaban, 2005)

ERGEBNISSE

Je nach zellulärem Kontext kann E2F1 Apoptose induzieren oder Proliferation unterstützen. Es existiert ein Selbstschutz der Zelle vor maligner Entartung: die Überexpression von E2F1 kann zur Apoptose des Melanozyten führen (Haass et al., 2005; Roberts, 2006).

Am Ende der Signaltransduktionskaskade stehen die Melanogenese und die Melaninabgabe an die benachbarten Keratinozyten, sowie weitere Differenzierung und Proliferation (Haass et al., 2005).

Abb. 3.3.12. – 3.3.15. rb e2f-signaling pathway.mbe

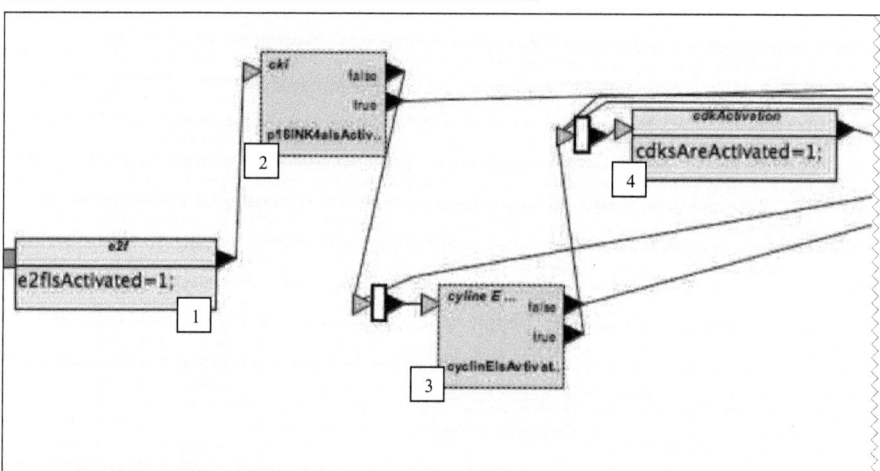

Abb. 3.3.13. Nur wenn p16^{INK4a} und die CKI nicht aktiv sind [2], werden über die Cycline E und A [3] die CDKs [4] aktiviert.
[2]: p16INK4aIsActivated==1||ckiAreActivated==1||p16INK4aIsActivated==1&&ckiAreActivated==1
[3]: cyclinEIsActivated==1||cyclinDIsActivated==1

ERGEBNISSE

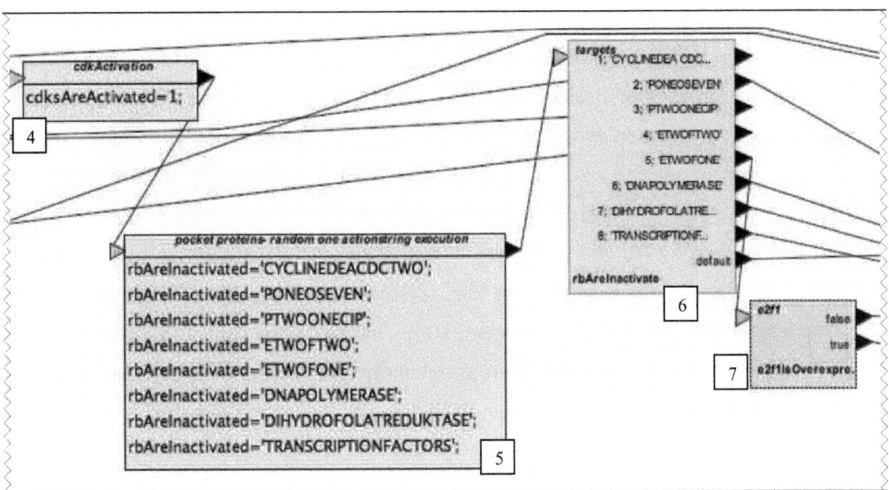

Abb. 3.3.14. Die CDK wiederum inaktivieren die Pocket Proteine [5], so wird E2F transkriptionsaktiv [6].
[7]: e2f1IsOverexpressed==1

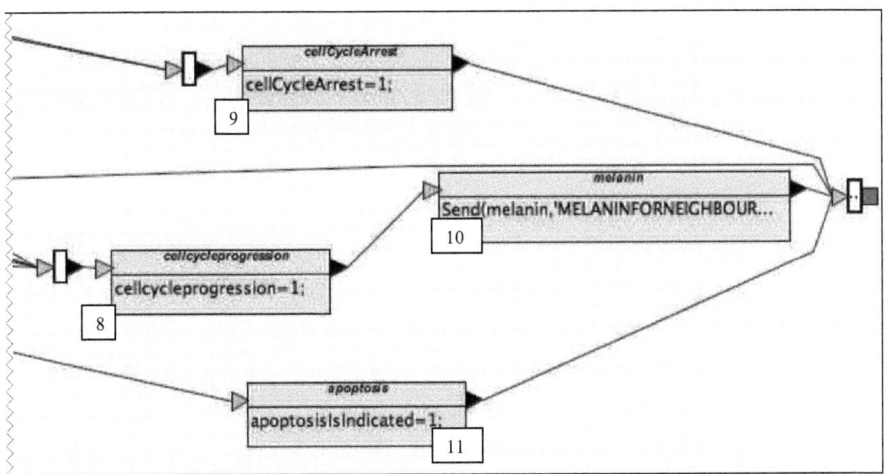

Abb. 3.3.15. Zur Apoptose der Zelle kann es kommen, wenn E2F überexprimiert wird [11], Abb. 3.3.14. [7] [10]: Send(melanin,'MELANINFORNEIGHBOURS',T);

ERGEBNISSE

Rb/E2F-Signalweg im Melanom

Im Melanom wird die Aktivität der zügelnden Pocket-Proteine von Wachstumsfaktoren nicht mehr nur eingeschränkt, sondern ist auch ohne deren Mitwirken immer unterdrückt. Ihre Funktion wird durch den ständig angeschalteten MAPK-Signalweg und andere Faktoren gestört, die zur Cyclin-Überproduktion, ständiger CDK-Aktivität und damit zur Rb- Hyperphosphorylierung führen (Halaban, 2005). Das Tumorsuppressorgen Rb ist in 60 % aller menschlichen Tumoren mutiert. Ist es defekt, werden die für die Synthese-Phase des Zellzyklus notwendigen Proteine verstärkt produziert (Smalley et al., 2003; Halaban, 2005). Rb steht in engem Zusammenhang mit den Protoonkogenen Cyclin und CDK4, sowie ihrem Hemmstoff p16. In jedem Tumor ist eine der Komponenten des p16-Cyclin D-CDK4-Rb-weges der Zellregulation verändert (Ganten et al., 2001).

CDKs:

Der uneingeschränkten Phosphorylierung der tumorsuppressiven Pocket-Proteine (Rb) durch CDK4/6 und CDK2 im Melanom liegen zwei Tatsachen zugrunde: Erstens kann die CDK-Inhibierung durch die CKIs entfallen, während zweitens die CDK-aktivierenden Cycline hochreguliert sein können. Außerdem ist eine Punktmutation in CDK4 bekannt, welche die hemmende Bindung von p16INK4a verhindert (Halaban, 1999).

CKIs:

Die Cyclin-dependent Kinase Inhibitoren gehören zur INK oder zur CIP/KIP-Familie. P16INk4a gehört zur INK4 Proteinfamilie und inhibiert die CDKs 4 und 6. Diese Phosphorylieren und inaktivieren das Rb-Protein, wodurch der Zelle der Eintritt in die S-Phase des Zellzyklus gewährt wird (Serrano et al., 1993). Der Verlust von P16INK4a, welcher zur Rb-Inaktivierung und so zu ungehemmter Zellzyklusprogression führt, ist im malignen Melanom sehr häufig (Kumar et al., 2001; Chin et al., 2006). Im Melanom kommt auch der Verlust von p14ARF vor. Folgend kann HDM2 (Human double minute-2) p53 ungehindert zum Abbau markieren, so dass dieses nicht mehr die Apoptose induzieren und das Zellwachstum unterdrücken kann (Packer et al., 2007). Während p27KIP1, bekannt als positiver Regulator der Apoptose, im Melanom häufig supprimiert

ERGEBNISSE

ist, kann p21WAF1, das die Zellen vor p53 induzierter Apoptose schützt, überexprimiert sein (Katayose et al., 1997; Halaban, 1999).

Abb. 3.3.16. – 3.3.20. mel rb e2f-signaling pathway.mbe

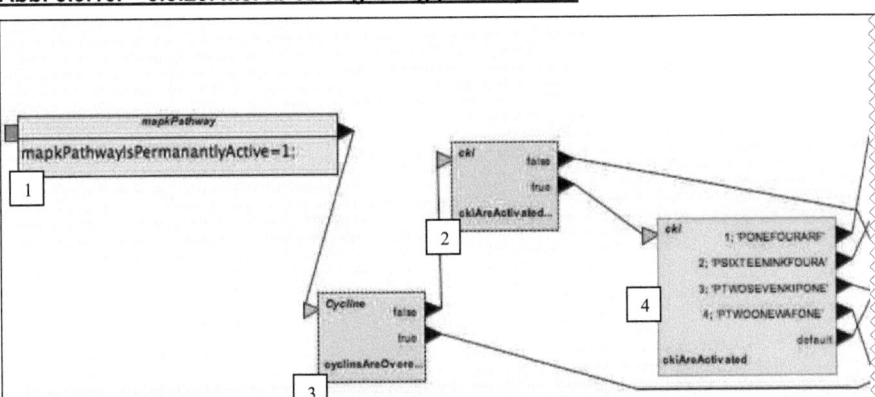

Abb. 3.3.16. MAPK-Signalweg kann in DNA-gschädigten Melanozyten permanent aktiv sein [1]. Werden die Cycline überexprimiert [3], könne sie direkt die CDKs aktivieren Abb. 3.3.17 [12]. Die verschiednen CKIs können jedocj noch in die CDK-Aktivierung eingreifen [4].
[2]: ckiAreActivated=='PONEFOURARF'||ckiAreActivated=='PSIXTEENINKFOURA'||ckiAreActivated==
 'PTWOSEVENKIPONE'||ckiAreActivated=='PTWOONEWAFONE'
[3]: cyclinsAreOverexpressed==1

ERGEBNISSE

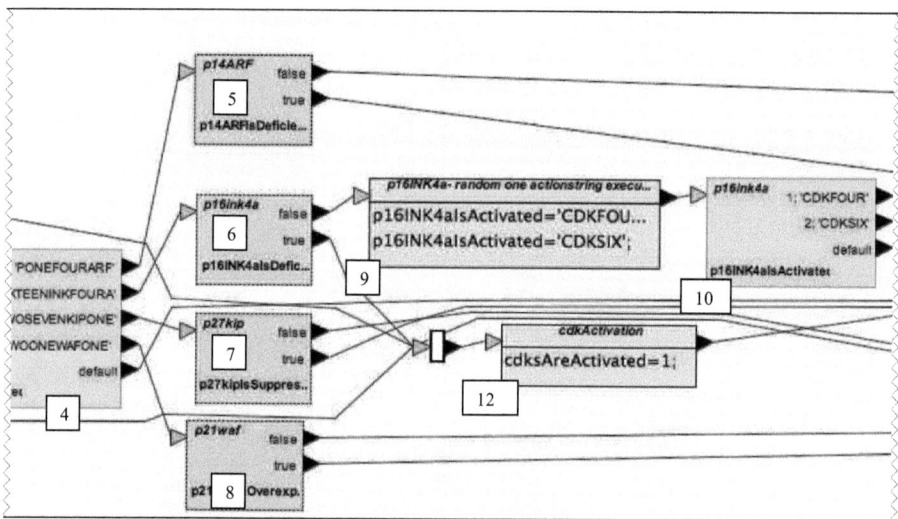

Abb. 3.3.17. Die CKIs können jedoch in Melanomzellen häufig in ihrer Funktion gestört sein und so ihre tumorsuppressiven Fähigkeiten verlieren [5] [6] [7] [8].
[5]: p14ARFIsDeficient==1 [6]: p16INK4aIsDeficient==1 [7]: p27kipIsSuppressed==1
[8]: p21wafIsOverexpressed==1 [9]: p16INK4aIsActivated='CDKFOUR';p16INK4aIsActivated='CDKSIX';

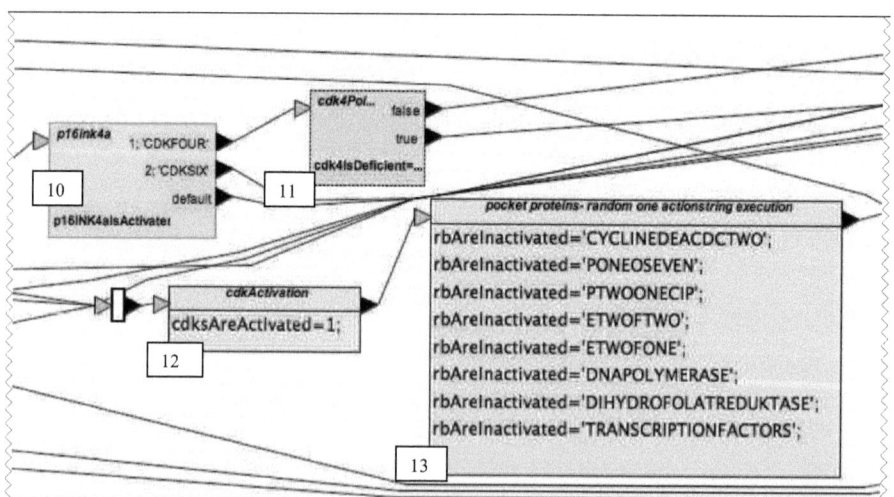

Abb. 3.3.18. Durch eine Punktmutation von CDK4 kann die Inhibierung durch p16^{INK4a} verhindert und daher der Zellzyklus nicht gehemmt werden.[10][11]. Die Pocket Proteine werden durch die CDKs inaktiviert [12] [13]. [11]: cdk4IsDeficient==1

ERGEBNISSE

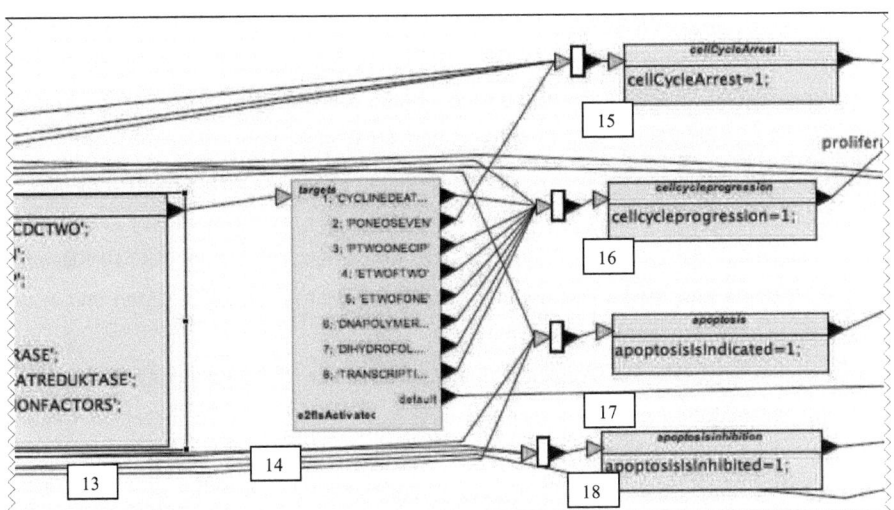

Abb. 3.3.19. Die Auswirkungen von E2F auf die Progression des Zellzyklus Involvierte Faktoren sind Cycline D, E, A CDC2, P107, P21^{Cip}, E2F2, E2F1, die DNA-Polymerase, die Dihydrofolatreduktase sowie weitere Transkriptionsfaktoren [16].

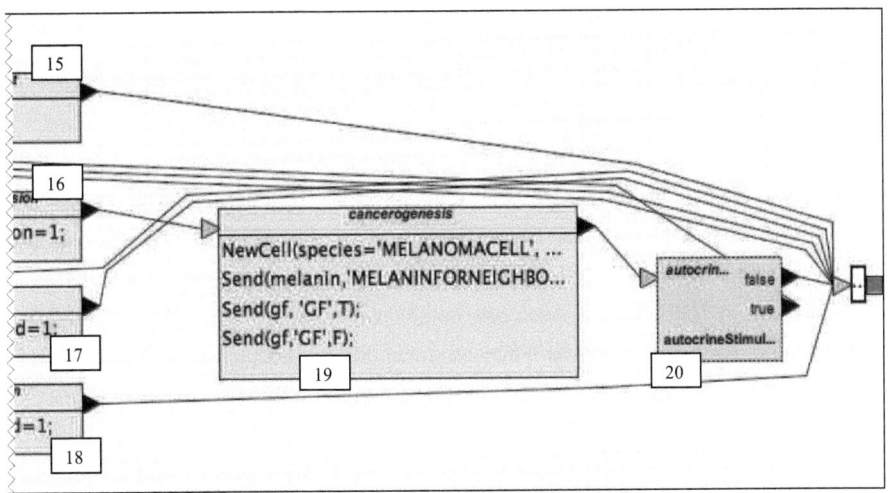

Abb. 3.3.20. Auch hier entsteht möglicherweise eine Melanomzelle [19].
[19]: NewCell(species='MELANOMACELL',unknownFactor=1, proliferation=1, celldeath=0, hasBirthWish=1);Send(melanin,'MELANINFORNEIGHBOURS',T);Send(gf, 'GF',T);Send(gf,'GF',F);
[20]: autocrineStimulation==1

ERGEBNISSE

3.1.2. Der Akt-Signaltransduktionsweg

Der Akt-Signaltransduktionsweg (Akt = AKR mouse thymoma) ist der zentrale Weg der Apoptoseregulation einer Zelle (Datta et al., 1999). Akt sorgt je nach zellulärem Kontext für die Phosphorylierung von Proteinen, die direkt oder über Zwischenschritte anti-apoptotische oder zellzyklusaktivierende Funktionen innehaben (Robertson et al., 2004 / 2005).

Die Mitglieder der Akt-Proteinfamilie sind die Phosphoproteine AKT1/PKBalpha, AKT2/PKBbeta und AKT3 PKBgamma. Besonders wichtig im Melanozyten und in der Melanomentstehung ist Akt3c (*hier:* Akt).

Angestoßen wird der Akt-Signaltransduktionsweg durch die Bindung eines Liganden (Wachstumsfaktoren, Intergrine) an einen Rezeptor (Tyrosinkinase Rezeptor, Integrin Rezeptor)und die darauf folgende PIP3 (Phosphatidylinositol-3, 4,5-triphosphat) Phosphorylierung über die PI3-Kinase (Phosphatidylinositol-3 Kinase) und PIP2 (Phosphatidylinositol-4,5-bisphosphat). PIP3 aktiviert AKT indirekt durch dessen Akquirierung an die Membran und die Aktivierung der Kinase PDK-1 (Phosphoinositide abhängige Kinase 1). Die PDK-1 kann über die PKC (Proteinkinase C) MEK aktivieren und zusätzlich den Zellzyklus ankurbeln kann.

Durch Hemmung bzw. Aktivierung verschiedener Zielsubstrate im Nucleus oder im Zytosol blockiert Akt die Apoptose:

Akt wirkt aktivierend auf CREB (cyclin AMP responsive element binding protein), das die Mitf – Expression initiiert. Mitf führt u.a. zur Bcl-2 -Aktivierung und darüber zur Expression von TBX_2, welche über Unterdrückung der CDKN2A/ARF-Aktivität p53 schwächt, führt (Widlund et al., 2003). Außerdem aktiviert es PIKKs (Pil3K related Kinases) wie mTOR, die die Apoptose hemmen (Becker et al., 2006). Unterdrücken kann Akt die Apoptose durch die Inhibierung von den pro-apoptotischen Faktoren BAD, Caspase 9 und FKHR (Forkhead homolog 1) (Li et al., 2003; Robertson et al., 2004 / 2005).

Neben der Regulation der Apoptose hat Akt auch die Fähigkeit, positiv auf den Zellzyklus einwirken: Akt hemmt die GSK3 (glycogen synthase kinase 3), die Cyclin D zum Abbau markiert. Cyclin D kann also seiner Zellzyklus unterstützenden Funktion nachkommen (Wu et. al., 2003). Ribosomale S6 Kinasen werden phosphoryliert und

ERGEBNISSE

kurbeln so den Zellzyklus an (Halaban, 2000). Erhöhte Akt-Aktivität erhöht auch die Bindungsaktivität vom zellzyklusunterstützenden NFkB an die DNA (Dhawan et al., 2002).

Die Gegenspieler von Akt:

Faktoren, welche den Akt-Signalweg regulieren können, sind PTEN (phosphatase and tensin homologue deleted from chromosome 10), Proteinphosphatasen (PP2A) und siRNA(small interfering RNA) (Wu et. al., 2003; Robertson, 2004/2005). Während PP2A nur die PIP3-Aktivität inhibiert, kann PTEN zur Inaktivierung der ILK (Integrin Linked Kinase) führen. Die ILK mediiert die erhöhte Cyclin D Expression und Stabilität: ILK → PI3K → Akt/PKB → Inaktivierung GSK3 → β-Catenin ↑ → Cyclin D. PTEN induziert des Weiteren die Apoptose durch die Unterdrückung des antiapoptotischen BCL-2 (Wu et. al., 2003; Robertson, 2004/2005). Auf genetischer Ebene wird die Expression von Akt durch die siRNA kontrolliert (Robertson, 2005).

Abb. 3.3.21. – 3.3.24. akt-signaling pathway.mbe

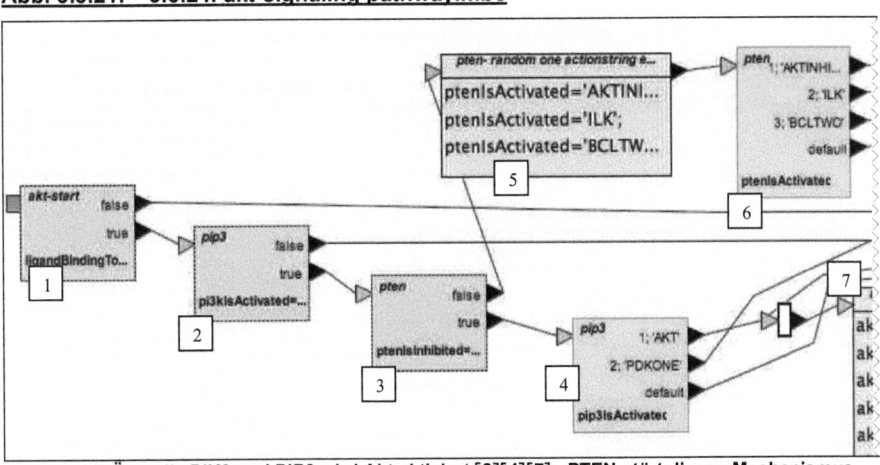

Abb. 3.3.21. Über die PIK3 und PIP3 wird Akt aktiviert [2][4][7]. PTEN stört diesen Mechanismus [3], indem einerseits Akt inhibiert wird, anderesseits über die ILK der Zellzyklus inhibiert und über BCL2 die Apoptose indiziert wird [5][6]. [1]:ligandBindingToReceptor==1 [2]:pi3kIsActivated==1 &&pip3IsActivated==1&&pp2aIsInhibited==1[3]:ptenIsInhibited=='AKT'||ptenIsInhibited=='PDKONE' [5]:ptenIsActivated='AKTINIHIBITION';ptenIs Activated='ILK';ptenIsActivated='BCLTWO';

ERGEBNISSE

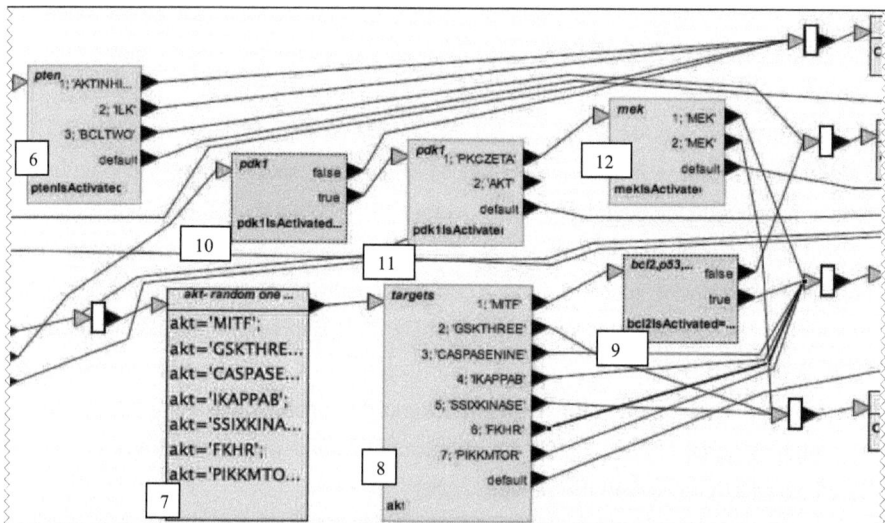

Abb. 3.3.22. Die PDK1 kann sowohl Akt als auch über PKCzeta MEK aktivieren [10][11][12] und so zu Zellzyklusorogression und Apoptosehemmung beitragen. Akt aktiviert Faktoren, die die Apoptose hemmen: MITF über die Aktivierung von BCL2 bzw. Hemmung von p53 und Bad [9], Caspase9, IκB, PIKMTor und FKHR; und den Zellzyklus ankurbeln: GSK3 und S6Kinase.
[7]: akt='MITF';akt='INHIBITION';akt='CASPASENINE';akt='IKAPPAB';akt='SSIXKINASE';akt='FKHR'; akt='PIKKMTOR'; [9]: bcl2IsActivated==1||p53IsInhibited==1||badIsInhibited==1 [10]: pdk1IsActivated== 'PKCZETA'&&mekIsActivated=='MEK'||pdk1IsActivated=='AKT'

ERGEBNISSE

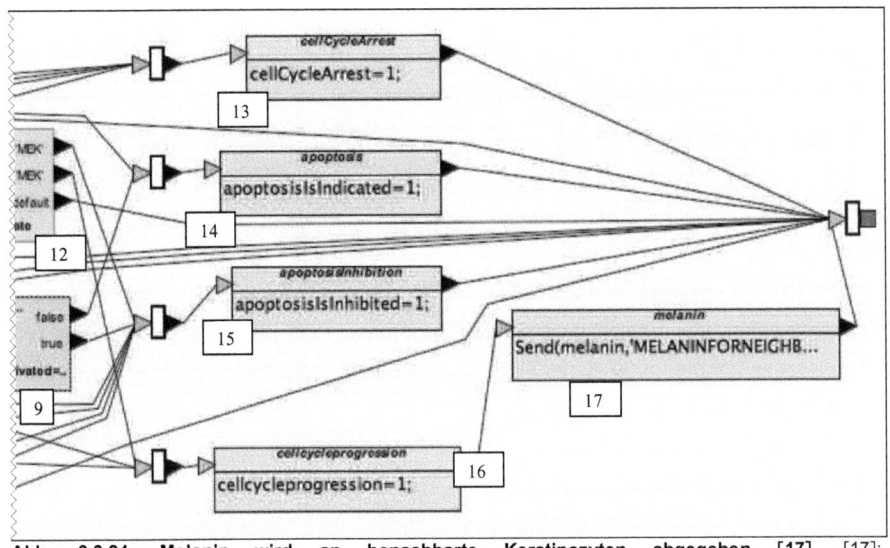

Abb. 3.3.24. Melanin wird an benachbarte Keratinozyten abgegeben [17]. [17]: Send(melanin,'MELANINFORNEIGHBOURS',T);

Der Akt-Signalsignaltransduktionsweg im Melanom

Studien zeigen, dass in bis zu 60% der Melanome eine Deregulation der Akt-Expression auftritt (Robertson et al., 2004). Je nach zellulärem Kontext führt das Anschalten des AKT-Signaltranduktionsweges zur Phosphorylierung von Proteinen, die direkt oder indirekt die Apoptose inhibieren oder den Zellzyklus aktivieren. So ist in 60% aller Melanome die Phosphatase PTEN inaktiviert, die so ihre Funktion als Gegenspieler von Akt nicht ausführen kann (Wu et al., 2003; Fensterle, 2006; Haluska et al., 2006; Chiu et al., 2007; Hao et al. 2007). Überexpression von Liganden und Rezeptoren führen neben autokriner Stimulation zum permanenten Anschalten des Signalweges. Selten können auch Mutationen von Akt oder der PI3K selbst beobachtet werden (Robertson et al., 2004; Dai et al., 2005).

ERGEBNISSE

Ras:

Ras kann über die PI3K Akt aktivieren kann und dient damit der Zelle als Apoptoseschutz. Wie erwähnt ist Ras in der Mehrzahl der Melanome übermäßig aktiv. Die ständige Ras-Aktivität führt zu ständiger Akt-Aktivität (Downward, 1998; Haluska, 2006).

PTEN:

PTEN ist ein weiteres wichtiges Element in der veränderten Signaltransduktion in Melanomzellen. Der Verlust dieses Tumorsuppressors als effektiver Inhibitor des Akt-Signalweges konnte in 30 % der Fälle gezeigt werden (Guldberg et al., 1997; Tsao et al., 1998;).

Akts zusätzliche Downstream-Ziele im Melanom:

Der Switch von E-Cadherin zu N-Cadherin in Melanomen aktiviert Akt. Dieser Weg führt zu BAD-Inaktivierung, Akkumulation von β-Catenin, erhöhter Transaktivierung und nuklearen Lokalisation von NFκB (Li et al., 2001; Dhawan et al., 2002).

Durch Akt über hTERT(humane Telomerase Reverse Transkriptase) – Phosphorylierung erhöht sich die Telomerase-Aktivität (Kang et al., 1999).

Außerdem reguliert Akt MelCam (melanoma cell adhesion molecule) herauf, welches das proapoptotische Bad inhibiert und in einer reziproken Regulationsschleife Akt aktiviert (Li et al., 2003).

Abb. 3.3.25. – 3.3.24. akt-signaling pathway.mbe

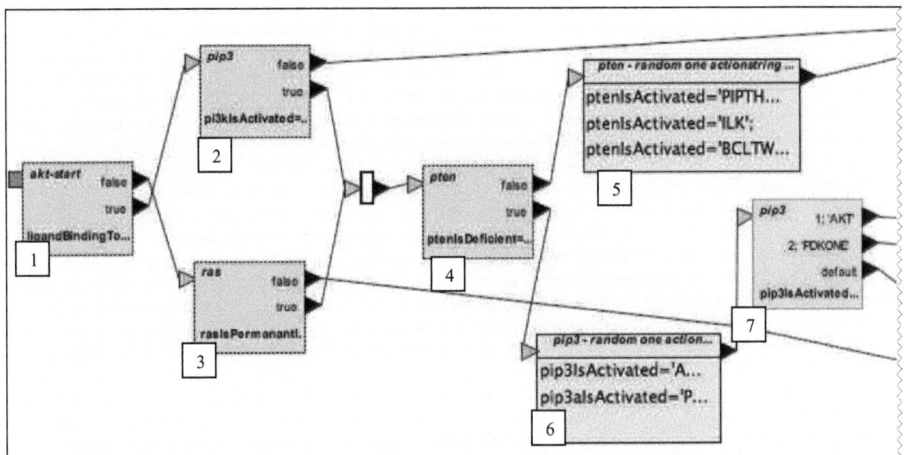

Abb. 3.3.25. Wenn Ras permanent aktiv ist, wir der Signalweg trotz fehlender Ligandenbindung angestoßen [1] [3]. PTEN kann in einer DNA geschädigten Zelle betroffen sein und seine tumorsuppressive Funktion nicht ausüben [4] [5] [6].
[1] ligandBindingToReceptor==1 [2] pi3kIsActivated==1&&pip3IsActivated==1&&pp2aIsActivated==0
[3] rasIsPermanantlyActive==1 [4] ptenIsDeficient==1 [5] ptenIsActivated='PIPTHREEINHIBITION'; ptenIsActivated='ILK';ptenIsActivated='BCLTWO'; [6] pp2aIsActivated=='AKT'||pp2aIsActivated=='PDKONE'
[7] pip3IsActivatedPermanantly

ERGEBNISSE

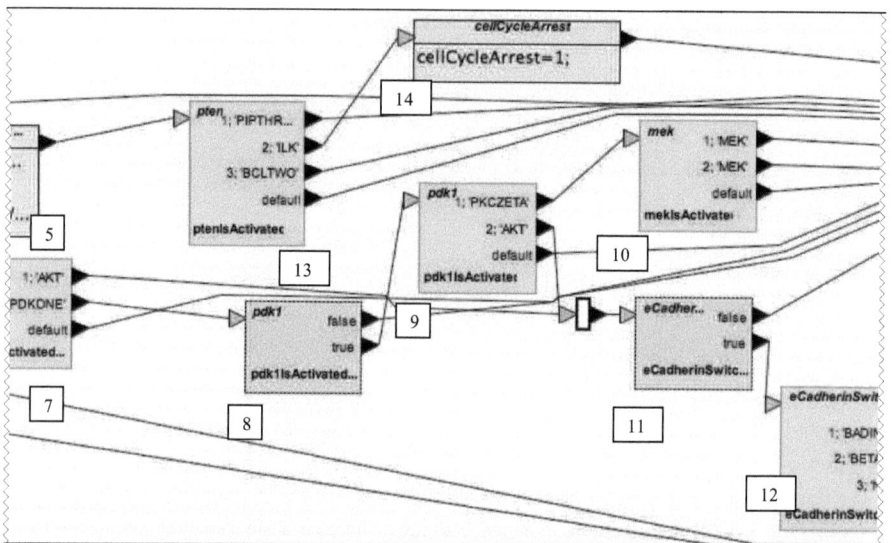

Abb. 3.3.26. Akt kann in Melanomzellen zusätzlich über den Switch von E-Cadherin zu N-Cadherin aktiviert werden [11]. Dieser Weg führt dann zu BAD-Inaktivierung, Akkumulation von β-Catenin, erhöhter Transaktivierung und nukleare Lokalisation von NFκB [12], Abb. 3.3.27. [12].
[5] ptenIsActivated='PIPTHREEINHIBITION';ptenIsActivated='ILK';ptenIsActivated='BCLTWO';
[7] pip3IsActivatedPermanantly [8] pdk1IsActivated=='PKCZETA'&&pdk1IsActivated=='MEK'||pdk1Is Activated=='AKT' [11] eCadherinSwitch=='BADINHIBITION'||eCadherinSwitch=='BETACATENIN'|| eCadherinSwitch=='NFKAPPAB'

ERGEBNISSE

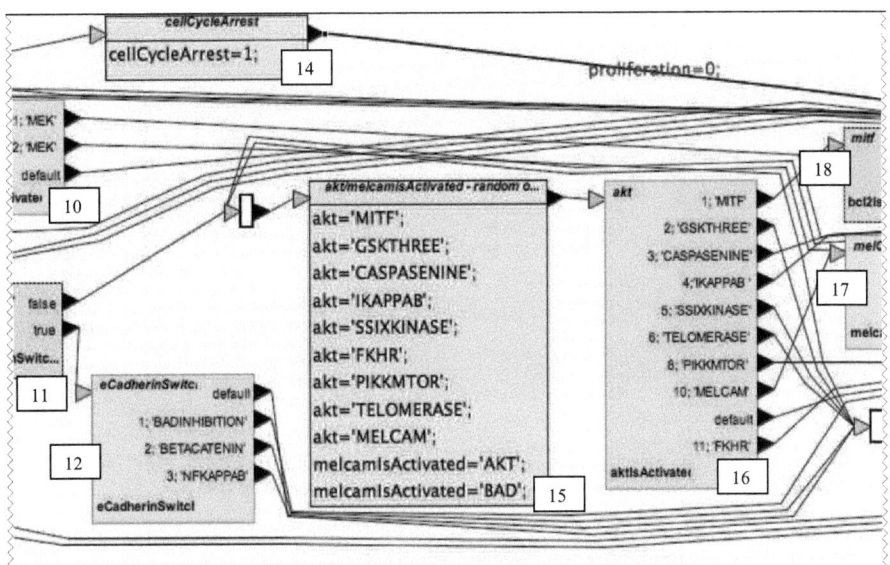

Abb. 3.3.27. Neben den in Abb. 3.3.22. gezeigten Faktoren, kann Akt in Melanomzellen zusätzlich die Telomerase-Aktivität erhöhen sowie MelCam heraufregulieren [15] [16].

ERGEBNISSE

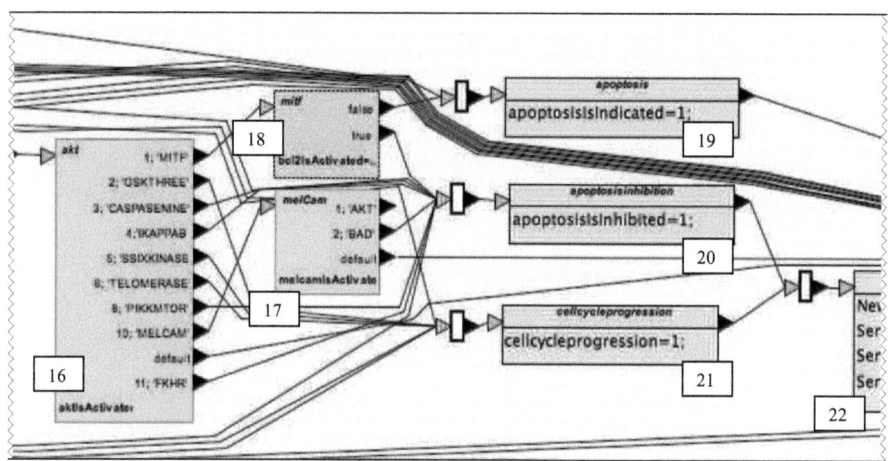

Abb. 3.3.28. **MelCam inhibiert einerseits das proapoptotische Bad [17] [20] und aktiviert andererseits in einer reziproken Regulationsschleife wiederum Akt [17].**
[18] bcl2IsActivated==1||p53IsInhibited==1||badIsInhibited==1

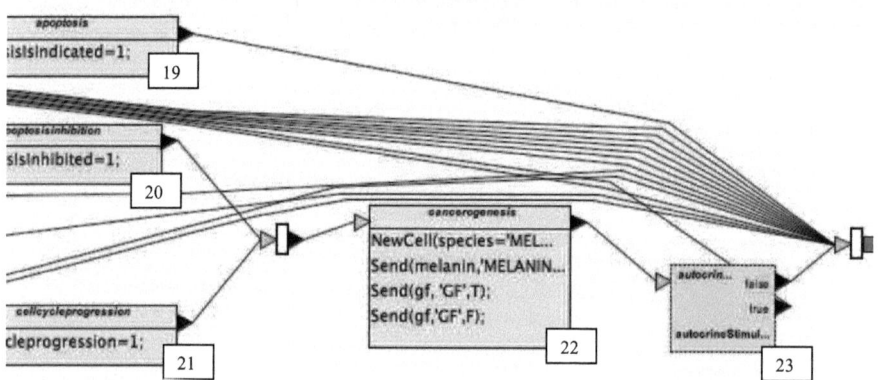

Abb. 3.3.29. **Auch der Akt Signalweg kann letztendlich die Cancerogenese entscheidend beeinflussen.**

3.1.3. NFκB-Signaltransduktionsweg

(Modell „nfKappaB-signaling pathway.mbe" siehe Material und Methoden S. 18 – 23)

NFκB (Nuclear Factor κ B) ist ein dimerer Transkriptionsfaktor, der die Expression von Faktoren des Wachstums, der Apoptose und der normalen Immunreaktion als Antwort auf proinflammatorische Zytokine reguliert und initiiert (Dhawan et al., 2002; Amiri et al., 2005).

Wenn NFκB an seinen Inhibitor IκB (Inhibitor κ B) im Cytosol gebunden ist und daher keine Translation in den Zellkern stattfindet, ist der NFκB-Signaltransduktionsweg inaktiv. Die Aktivierung erfolgt über TNF-α (Tumor necrosis factor alpha) und TLRs (Toll like Receptors), die über den IkB-Kinase Komplex (IKKα, IKKβ und IKKγ (NEMO)) die IkB dem proteasomalen Abbau zuführen. NFκB wird freigesetzt und kann in den Zellkern translozieren (Karin, 1999).

Dort initiiert es die Expression von Genen oder die Aktivierung von Faktoren, die wichtig für das Zellüberleben und die Zellzyklusaktivierung sind. Zu den Anti-apoptotischen Faktoren gehören Iaps, Survivin, Bcl-2, Bcl-XL sowie Traf 1 und 2 (tumor necrosis factor receptor associated factor) (Chawla-Sarkar et al., 2003). TRAF 1 und 2 führen in einer Schleife zur NFκB Aktivierung: TRAFs aktivieren NIK (NFκB inducing kinase), NIK aktiviert die IKKs α und/oder β , d.h. IκB Abbau, NFκB Aktivierung und wiederum TRAF Aktivierung. Außerdem aktiviert NIK ERK 1 und 2 (Dhawan et al., 2002). Die den Zellzyklus Proteine sind die CDK 2 und Cyclin D. Außerdem inhibiert NFκB Faktoren, die normalerweise die Apoptose einleiten, wie z.B. TRAIL (tumor necrosis factor-related apoptosis inducing ligand) (Chawla-Sarkar et al., 2003).

Mit beeinflusste Inflammationsmediatoren sind Chemokine, Interleukine, iNOS, COX-2 und Proteine der Metastasierung wie VEGF und MMPs (Das et al., 2005).

NFκB wird neben dem oben beschrieben Weg von Faktoren anderer Signaltransduktionswegen moduliert und aktiviert. Dazu gehört die erwähnte Modellierung durch Akt. Die Ras induzierte Aktivierung von NFκB führt zur Unterdrückung der Apoptose. Die PKC (Proteinkinase C) hebt die IKK-Aktivität, die CK II (Casein Kinase II), PKAc und MKS 1 können NFκB direkt induzieren (Amiri et al., 2005).

ERGEBNISSE

Der NFκB-Signalweg im Melanom

Die NFκB-Aktivität ist in vielen bösartigen Tumorerkrankungen erhöht und verursacht im Melanom eine Deregulation der Gentranskription. NFκB kann eine Vielzahl von pro-apoptotischen, pro-angiogenetischen und pro-metatstatischen Faktoren induzieren und

Mechanismen beeinflussen, die den NFκB-Signaltransduktionsweg in der Situation der Entartung eines Melanozyten beeinflussen. (Amiri et al., 2005; Ueda et al., 2006).

IKK:

Die IKK ist in der malignen Entartung häufig dadurch übermäßig aktiv, dass Ras, Raf, und die PKC die IKK stärker aktivieren und Ras und Raf zusätzlich den IκB-Spiegel erniedrigen können (Dhawan et al., 2002; Nishida et al., 2003; Amiri et al., 2005;).

NIK:

Es konnte gezeigt werden, dass NIK im Melanom häufig überexprimiert wird. Es stellt einen potenten direkten Aktivator von NFκB dar und ist in die Aktivierung des IKK-Komplexes involviert (Woronicz et al., 1997; Nemoto et al. 1998).

Akt/PKB:

Akt kann einerseits über Interaktionen mit dem IKK-Komplex und andererseits über die Erhöhung des an die DNA gebundenen Anteils von NFκb, was zu einer erhöhten Transaktivierungskapaziät führt, NFκB vermehrt aktivieren (Datta et al., 1999; Dhawan et al. 2002).

Ras/Raf/MEK/ERK:

Im deregulierten MAPK-Signaltransduktionsweg können die Komponenten Ras, B-Raf und ERK über die MKS1 die NFκB-Aktivität erhöhen (Dhawan and Richmond 2001/2002; Liu et al., 2006).

ERGEBNISSE

Abb. 3.3.30. – 3.3.33. mel nfKappaB-signaling pathway.mbe

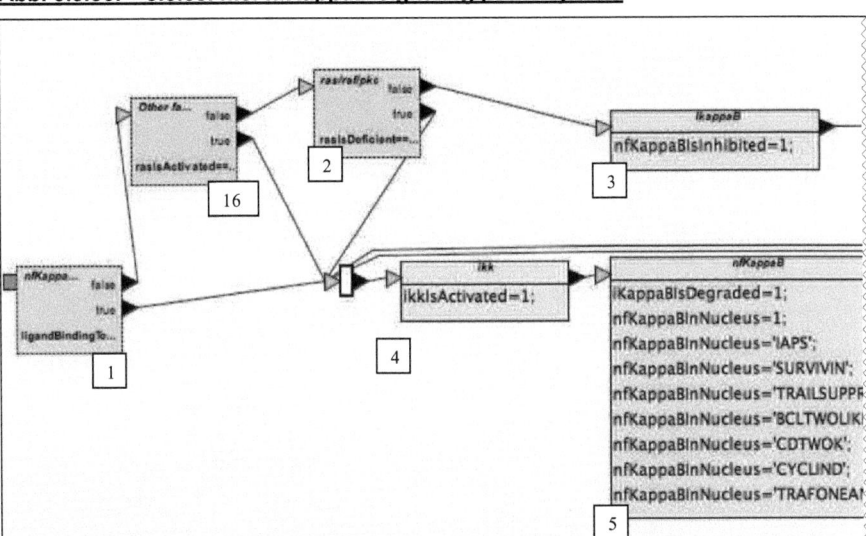

Abb.3.3.30. Wenn Ras, Raf, PKC1 oder Akt selbst fehlreguliert oder fehlerhaft [2] sind wird die IKK übermässig [4] aktiviert, IκB wird degradiert und INFκB kann in den Nukleus translozieren [5].
[1] ligandBindingToReceptor==1[2] rasIsDeficient==1||rafIsDeficient==1||pkcIsDeregulated==1|| aktIsDeregulated==1[16]: Other factors activate nfKappaB: rasIsActivated==1||aktIsActivated==1 ||pkcIsActivated==1||ckIIisActivated==1||pkacIsActivated==1||mksIsActivated==1

ERGEBNISSE

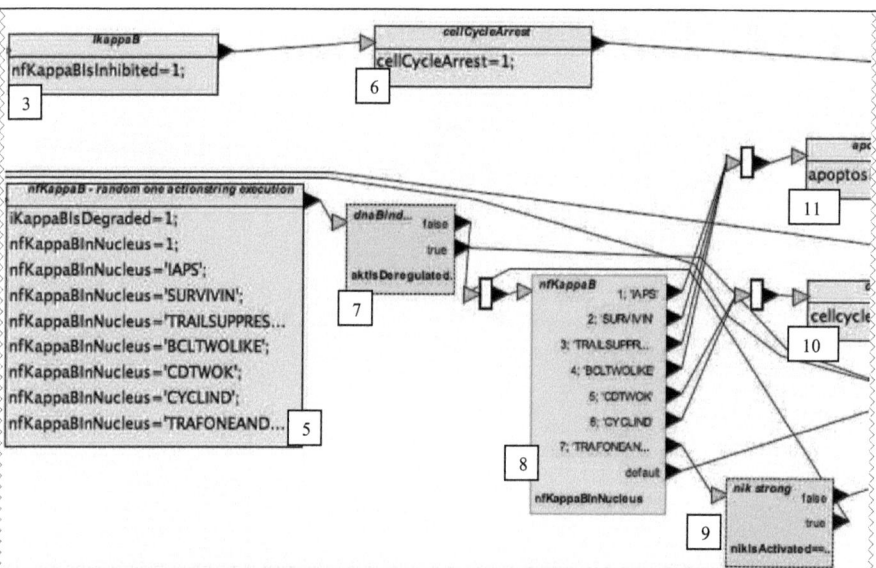

Abb.3.3.31. Da Akt die Transaktivierungsaktivität on NFκB erhöhen kann, führt in diesem Falle [7] die Transition direkt zur Zellzyklusprogression [10]. Andernfalls [8] führt NfκB über die CDK2 und Cyclin D zur Zellzyklusprogression und inihibiert über IAPS, Survivin, BCL2-like-Protein und die Suppression von Trail die Apoptose [11].
[7] aktIsDeregulated==1
[9] nikIsActivated=='STRONG'

ERGEBNISSE

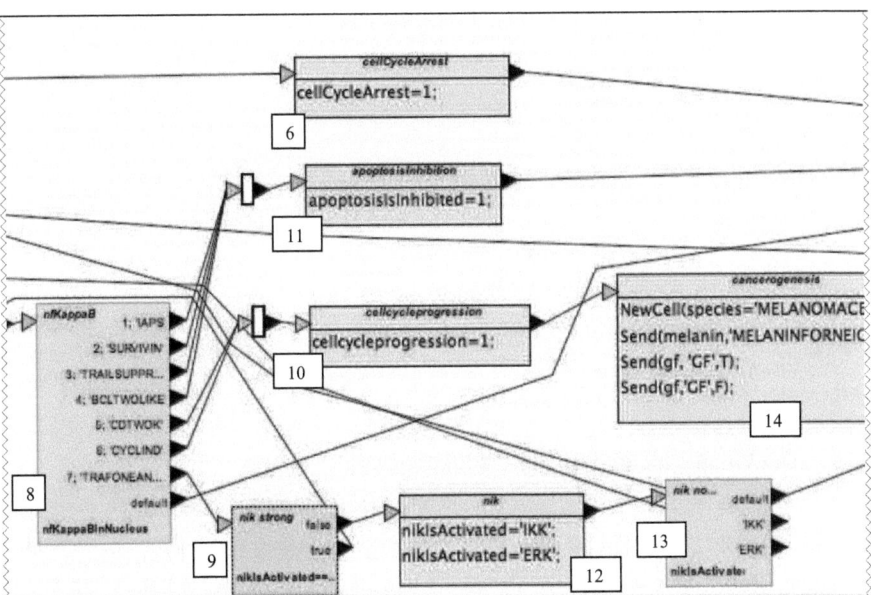

Abb.3.3.32. Traf 1 und 2 aktivieren Nik [9]. Bei normaler Aktivierung aktiviert Nik die IKK und ERK [12] [13]. Bei starker Aktivierung wird in einer reziproken Schleife NfκB durch Nik sogar direkt aktiviert [8].
[9] nikIsActivated=='STRONG'

ERGEBNISSE

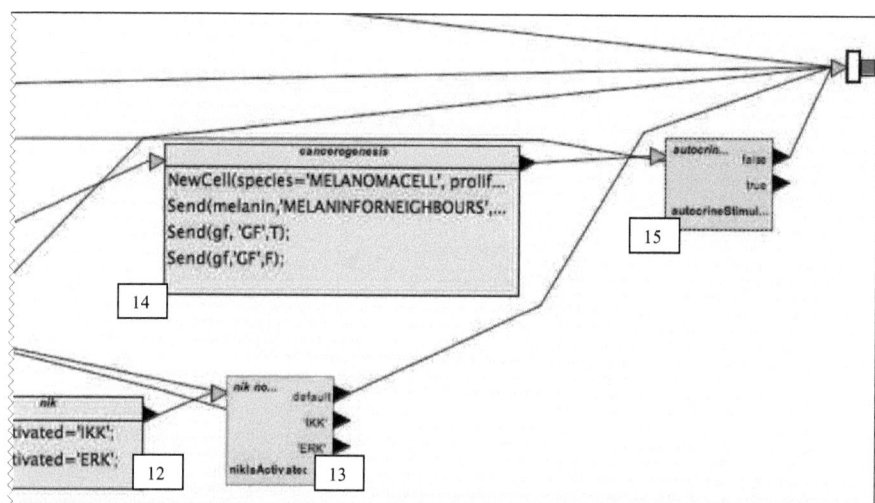

Abb.3.3.33. Die Deregulationen des NfκB-Signaltranduktionsweges kann zur Melanomentstehung führen.
[14] NewCell(species='MELANOMACELL', proliferation=1,celldeath=0,hasBirthWish=1); Send(melanin, 'MELANINFORNEIGHBOURS',T);Send(gf, 'GF',T);Send(gf,'GF',F); [15] autocrineStimulation==1

3.1.4. Der Wnt/β-Catenin-Signaltransduktionsweg

Das zentrale Ziel des Wnt-Signaltransduktionsweges (= wingless-type mouse mammary tumor virus integration site familiy member) ist die Aktivierung von β-Catenin. Aktives β-Catenin ist im Komplex mit TCF (lymphoid specific DNA binding protein/T-cell factor) verantwortlich für die Expression von Myc und anderen Proteinen, die wichtig für die Entwicklung und den Zellzyklus des Melanozyten sind (Weeraratna, 2005).

Wenn der Wnt-Signaltransduktionsweg nicht stimuliert wird, ist β-Catenin inaktiv in einem Komplex mit APC (adenomatous polyposis coli), GSK3 (=GSKβ), β-TrCP, Axin und PP2A und wird über Ubiquitinierung dem proteasomalen Abbau zugeführt (Moon, 2005). Binden Wnt 1 oder 8 an den zugehörigen LRP-Rezeptor (frizzled Rezeptor), reagieren die G-Proteine Gαo und Gαq und rekrutieren DSH (cytoplasmatisches Protein Dishelved) an die Zellmembran. DSH wird mit seinen Domänen Dix und PDZ aktiviert und bindet an das Axin. Daraufhin verlässt GSK3 den Komplex und β-Catenin kann aktiv werden. (Polakis, 2000). Alternativ zur Wnt-Stimulation kann hier Akt über die

ERGEBNISSE

Hemmung des GSK 3 denselben Effekt haben (Weeraratna, 2005). Ungebundenes, aktives β-Catenin akkumuliert und transloziert dann in den Zellkern um mit TCF (lymphoid specific DNA binding protein) einen Transkriptionskomplex zu bilden. Die transkribierten Gene kurbeln den Zellzyklus an: C-Myc, das mit dem Protein MAX einen funktionellen Heterodimer formt, der dann die Expression von Zellzyklus betreffenden Zielgene reguliert: Brn-2 (Proliferation), Cyclin D, c-Jun, Mitf, B-Raf und Nr-CAM (Conacci-Sorrell et al., 2002; Larue et al., 2006; Schepsky et al., 2006).
Antagonisiert wird der Wnt-Signaltransduktionsweg durch seine kompetitiven Inhibitoren SFRP (=Secreted frizzled related Proteins), Wif-+ (Wnt inhibiting factor) und die Dickkopf-Familie (DKK 1-4) (Aguilera et al., 2006).

Abb. 3.3.34. – 3.3.36. wnt beta-catenin-signaling pathway.mbe

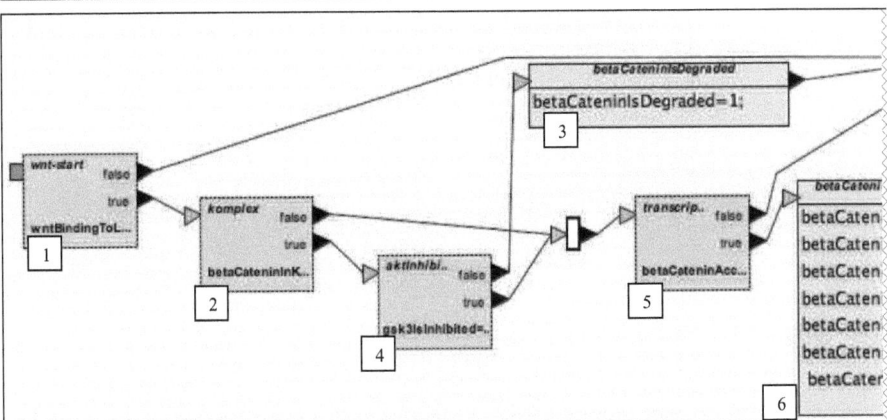

Abb.3.3.34. Bei Stimulation des Wnt-Signaltransduktionswegs [1] oder alternativ Hemmmung des GSK3 durch Akt [4] wird β-Catenin aus seinem Komplex befreit [2]. β-Catenin akkumuliert und transloziert dann in den Zellkern [5].
[1] wntBindingToLRP==1&&competitiveInhibition==0 [2] betaCateninInKomplex==1
[4] gsk3IsInhibited==1 [5] betaCateninAccumulates==1&&betaCateninBuildsTranscriptionkomplex==1

ERGEBNISSE

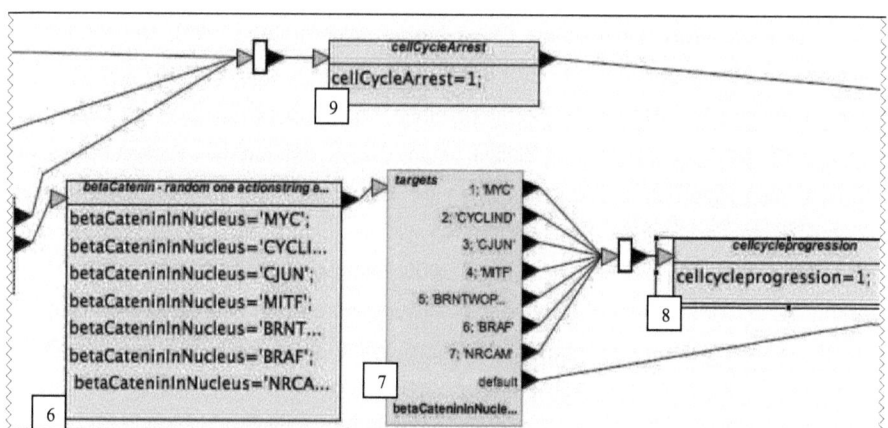

Abb.3.3.35. Dort sorgt er für die Transkription von den Zellzyklus ankurbelnden Faktoren: Myc, Cyclin D, cJun, MITF, BRN2POU, BRaf, NrCam
[6] betaCateninInNucleus='CMYC';betaCateninInNucleus='CYCLIND';betaCateninInNucleus='CJUN'; betaCateninInNucleus='MITF';betaCateninInNucleus='BRNTWOPOU'; betaCateninInNucleus='BRAF'; betaCateninInNucleus='NRCAM';

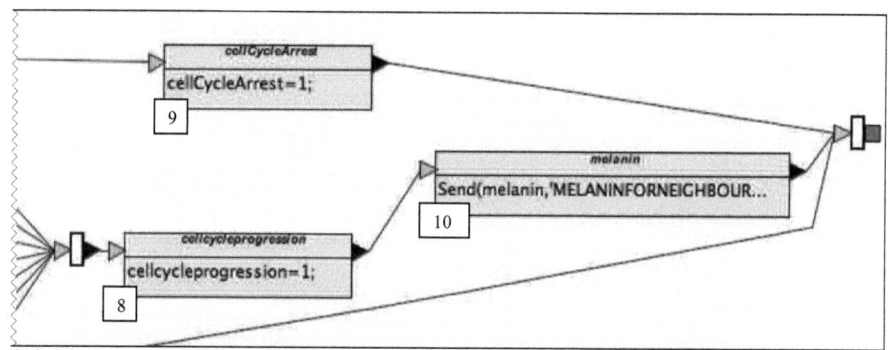

Abb.3.3.36. Schließlich wird Melanin an die benachbarten Keratinozyten abgegeben.
[10] Send(melanin,'MELANINFORNEIGHBOURS',T);

Wnt/β-Catenin-Weg im Melanom

Wnt/β-Catenin-Weg ist in der Onkologie gut erforscht. Die β-Catenin Überexpression kann zu Neoplasien führen und wird häufig in Melanomen beobachtet (Weeraratna, 2005; Larue et al., 2006; Pećina-Slaus et al., 2007). Dieser Weg ist zentral für die

Induktion des Transkriptionsfaktors c-Myc, der eine wesentliche Rolle für die Entwicklung von Melanozyten und in vielen Tumoren spielt (Weeraratna, 2005). Dabei sind innerhalb des Wnt/β-Catenin-Signaling folgende Auslöser für eine Deregulation des Weges und somit der β-Catenin Funktionalität gefunden worden: Bei Fehlfunktionen des Adenomatous polyposis coli tumor suppressor Proteins (APC) durch Verlust seiner Heterozygotie oder Hypermethylierung muss sich der β-Catenin supprimierende Komplex auflösen (Rubinfeld et al., 1997; Worm et al., 2004). Seltener kommen Mutationen in β-Catenin selbst vor, die eine erhöhte Aktivität verleihen (Rimm et al., 1999). Auch die fehlgeschlagene Ubiquitinierung zum Abbau von β-Catenin könnte eine Ursache für dessen erhöhtes Vorkommen in Melanomen sein (Weeraratna, 2005). Ein für die Melanozytenentwicklung wichtiger und in fast allen Melanomen überexprimierter Transkriptionsfaktor ist MITF. Er ist mitentscheidend für das Überleben von malignen Melanozyten (Garraway et al., 2005). MITF wird einerseits durch β-Catenin induziert wird und steigert andererseits selbst direkt die β-Catenin Aktivität im Melanom.Schepsky et al., 2006).

Der Akt-Signaltranduktionsweg beeinflusst die Melanomenstehung über β-Catenin. Es wurde beobachtet, dass in metastasierenden weiter fortgeschrittenen Melanomen, die β-Catenin-Spiegel erniedrigt waren. Vermutlich liegt dies daran, dass Zellen mit einer Deregulation von β-Catenin zwar initial wichtig für die Tumorenstehung sind, aber einen deutlichern Angriffspunkt für das Immunsystem darstellen, während die Zellen ohne β-Catenin Überproduktion der Körpereigenenabwehr entfliehen (Bachmann et al., 2005).

ERGEBNISSE

Abb.3.3.37. – 3.3.38. mel wnt beta-catenin signaling pathway.mbe

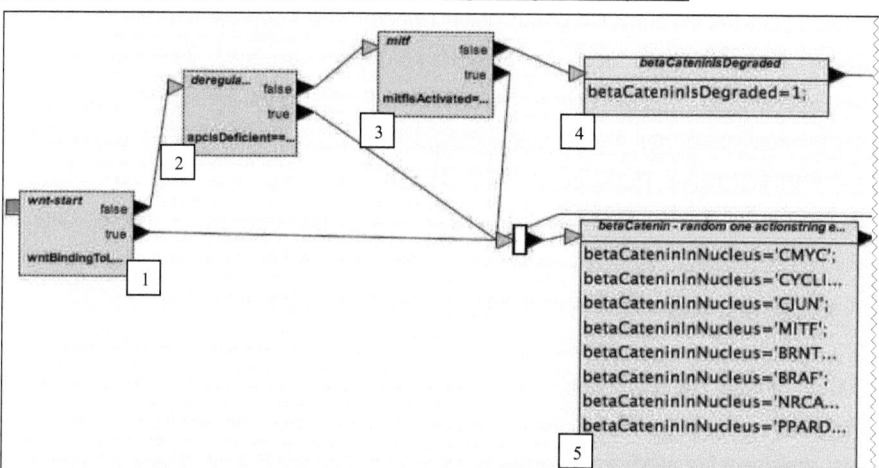

Abb.3.3.37. In einer geschädigten Zelle können die Deregulation von APC, Akt, β-Catenin selbst, Fehler in der Ubiquitinierung von β-Catenin [2] oder überexprimiertem MITF [3] zur Aktivität von β-Catenin führen [5].
[1] wntBindingToLRP==1&&competitiveInhibition==0 [2] apcIsDeficient==1||betaCateninIsDeficient==1|| aktInhibitsGSK3==1||ubiquitinationFailed==1 [3] mitflsActivated=='BETACATENIN'
[5] betaCateninInNucleus='CMYC';betaCateninInNucleus='CYCLIND';betaCateninInNucleus='CJUN'; betaCateninInNucleus='MITF';betaCateninInNucleus='BRNTWOPOU';betaCateninInNucleus='BRAF'; betaCateninInNucleus='NRCAM';betaCateninInNucleus='PPARDELTA';

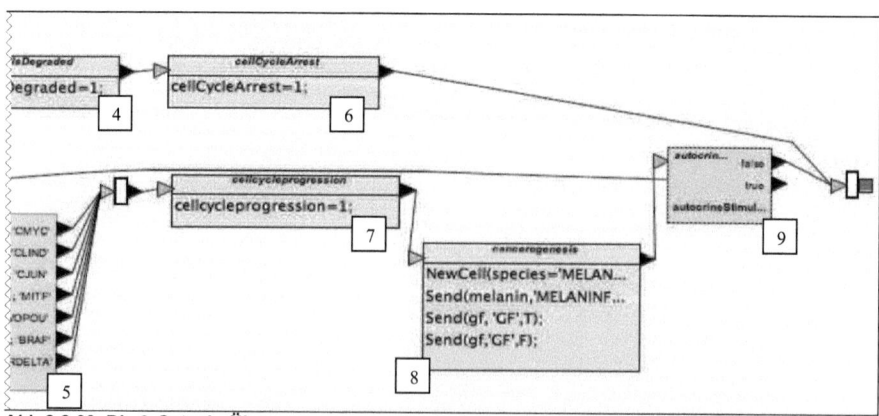

Abb.3.3.38. Die β-Catenin Überexpression kann zur Entstehung einer Melanomzelle führen.
[8] NewCell(species='MELANOMACELL',unknownFactor=1,proliferation=1,celldeath=0,hasBirthWish=1); Send(melanin,'MELANINFORNEIGHBOURS' T);Send(gf, 'GF',T);Send(gf,'GF',F);[9] autocrineStimulation==1

4. Diskussion

4.1. Signaltransduktionswege als *in silico* Modelle

Das Modellieren von komplexen normalen und pathologischen zellulären Prozessen am Computer mit dem Ziel diese Prozesse besser zu verstehen und Daten zu gewinnen, findet in den letzten Jahren besonders in der Darstellung von Signaltransduktionswegen vielfältige Anwendung. Suresh Babu, Joo Song und Yoo modellierten den Signaltrandsuktionsweg des Epidermalen Growth Factors (Suresh Babu et al., 2006). Rashbass, Stekel und Williams konnten schon 1996 anhand ihres Modells der Epidermis Einblicke in die verschiedenen Ereignisse, die in unter den vielfältigen dermatologischen Bedingungen eintreten können, geben (Rashbass et al., 1996). Einem *in silico* Modell von zellulären Vorgängen sollten drei wichtige Eigenschaften zugeschrieben werden können: Es soll erstens helfen, die untersuchten biologischen Phänomene besser zu verstehen, zweitens eine Zusammenfassung des aktuellen Kenntnisstandes in dem jeweiligen Gebiet zu geben, welche gut kommunizierbar ist und drittens bestimmte Eigenschaften des betrachteten Funktionssystems vorherzusagen, damit Experimente designed werden können, die diese Eigenschaften überprüfen (Reiß, 2002).

Unter erfolgreicher Einhaltung dieser Ziele konnten beispielsweise Schoebert et al. 2002 in ihrer systembiologischen Analyse der MAP-Kinase Kaskade, schließen, dass die Anfangsgeschwindigkeit der Rezeptoraktivierung die physiologische Reaktion der Signalkette bestimmt (Schoeberl et al., 2002). Cho et al. verfolgten den gleichen Weg und erreichten eine systemtheoretische Annäherung an die Vorhersage des Signalverhaltens von NFκB für jegliche Variation seines Liganden TNFα (Cho et al. 2003).

Im Folgenden soll dargelegt werden in wiefern das erstellte Modell die beschriebenen Funktionen erfüllen kann.

DISKUSSION

4.4.1. Beitrag zum Verständnis der Melanomentstehung

Die Darstellung der Signaltransduktionswege im Melanozyten und in der Melanomzelle mittels EPISIM bietet die Möglichkeit die Struktur der Melanomentstehung hierarchisch durch Submodelle darzustellen. Dabei wird der Betrachter Schritt für Schritt ins Detail geführt. Es wird deutlich, was passieren muss, damit die Möglichkeit der malignen Entartung gegeben ist, welches die wichtigsten Signaltransduktionswege in der Melanomentstehung sind, was in einem gesunden Melanozyten abläuft, wo die Schlüsselmomente in der Entartung liegen, welche Proteine defekt sein können und was letztendlich die Auswirkungen sind.

4.1.2. Zusammenfassung des aktuellen Kenntnisstandes

Durch die Codierung als Bedingung oder Aktion jedes wichtigen Schrittes betrachteten Signaltransduktionswege wird der aktuelle Kenntnisstand im Detail erfasst, kann aber komprimiert dargestellt werden. Daher sind von Stimulation des Melanozyten über entscheidende Proteindefekte bis hin zu den möglichen Auswirkungen auf den Zellzyklus und Aktivitäten Melanozyten bzw. der Melanomzelle die bekannten Abläufe in einem Modell untergebracht. Die Verschachtelung der einzelnen Kaskaden macht es möglich, trotz großer Komplexität die Inhalte leicht zu erklären und zu verstehen.

4.1.3. Experimentdesign

Die Simulation des Modells sollte es erlauben, das Verhalten des erstellten Netzwerks vorherzusagen und mit diesem Wissen Experimente zur Validierung durchzuführen.
Mit dieser Arbeit stellt das hier dargelegte Modell den Grundstein der Simulation dar. Die Simulation als solche ist geplant, konnte jedoch bis dato nicht durchgeführt werden, so dass dieser Punkt offen bleiben muss.

4.2. Diskussion der Signaltransduktionswege

In dieser Arbeit wurden exemplarisch vier im Vordergrund stehende Signalwege in melanozytären Zellen modelliert. Dass die erstellten Modelle der Signaltransduktionswege (MAPK-, AKT-, NFkappaB-, WNT-Signalweg) die bedeutendsten in der Melanomenstehung sind, konnte in zahlreichen Forschungsreihen

DISKUSSION

und Übersichtsarbeiten belegt werden (Fensterle, 2006; Dahl et al., 2007; Lomas et al., 2008). Es gibt weitere Signaltransduktionswege in der Melanomentstehung, die nicht einzeln modelliert oder miteinbezogen wurden. Beispielsweise besprechen Dahl et al. die Melanomentwicklung auf genetischer Ebene sowie die involvierten Signaltransduktionswege in „The genome and epigenome of malignant melanoma" (Dahl et al., 2007). Dabei stellen sie den RAS-RAF-MEK-ERK Signalweg (Mutation von BRAF, NRAS oder KIT), den p16 INK4A-CDK4-RB Signalweg (Mutation von INK4A oder CDK4) und den ARF-p53 Signalweg (Mutation von ARF oder TP53) in den Vordergrund, gehen aber auch auf den PI3K-AKT Signalweg (Mutation von NRAS, PTEN oder PIK3CA) und den Wnt-Signalweg ein (Mutation von APC). Alle hier genannten Mutationen sind auch in Modell dieser Arbeit berücksichtigt worden. Es wurde kein einzelner ARF-p53 Signalweg erstellt, sondern seine Auswirkungen wurden in die Modelle mit eingearbeitet.

Ein weiterer Signaltransduktionweg, der nicht berücksichtigt wurde, ist der JAK-STAT-Signaltransduktionsweg, welchen Lopez-Bergami in ihrer Arbeit „Understanding signaling cascades in melanoma" diskutieren. Es ist zwar bekannt, dass er eine Rolle in der Melanomgenese spielt, die zu Grunde liegenden Mechanismen sind jedoch noch nicht geklärt (Lopez-Bergami et al., 2007).

Die Östrogenrezeptor-Signalkaskade, welche beispielsweise in der Brustkrebs Entwicklung wichtig ist, findet keine Beachtung. Es bestehen einige Kenntnisse über seine Wirkweisen in der Melanomentstehung, wie Tanemura et al. zusammenfassen (Tanemura et al., 2007). Die genauen Hintergründe sind derzeit Forschungsgegenstand und lassen auf einen Zusammenhang zwischen Östrogenrezeptorexpression und Prognose der Melanomerkrankung schließen (Schmidt et al., 2006; de Giorgi et al., 2009).

4.3. Vergleich zu anderen Modellen (KEGG und EcoCyc)

Die KEGG-Signalweg Database beinhaltet die graphische Darstellung von zellulären Prozessen wie der Signaltransduktion oder dem Metabolismus der Zelle. Es werden bekannte Signalwege durch die Einarbeitung der Interaktionen von Proteinen, Beziehungen von Enzymen untereinander und die entsprechenden exprimierten Gene reproduziert.

EcoCyc stellt Signaltransduktionswege umfassend vom Überblick des Signalwegs bis hin zu einer detaillierten Ansicht der Strukturen der chemischen Komponenten dar.

In beiden angeführten Datenbanken wird grundsätzlich eine Zelle betrachtet. Im Gegensatz dazu war es mittels des EPISIM Modeller möglich, ein Modell zu erstellen, das später im Kontext einer multizellulären Simulation eingesetzt werden kann. Eine andere Besonderheit, in der sich dieses Modell der Melanomentstehung von anderen unterscheidet, ist, dass Zellvorgänge beim Start einer Kaskade nicht definitiv feststehen. In der Darstellung bedeutet dies, dass in graphischen Modellen wie bei KEGG die Auswirkungen eines Faktors nur in eine Richtung dargestellt werden können. Betrachten wir beispielsweise in der Melanomentstehung den Tumorsuppressor PTEN: In den meisten Modellen kann man erkennen:

- PTEN kann in der Melanomentstehung häufig defekt sein
- Dies führt zum Funktionsverlust
    - Keine Inhibition der PIP3
    - Damit keine Akt-Hemmung
- Überleben der Zelle

Das bedeutet, dass die Auswirkungen von funktionsfähigem und defektem PTEN gleichzeitig dargestellt werden.

Im EPISIM Modell kann man parallele Möglichkeiten anschauen, da das Verhalten der Zelle auf den Conditions aufbaut:

- PTEN ist defekt ist wahr → ein Pfad führt zu den Auswirkungen
- PTEN ist defekt ist falsch → anderer Pfad zeigt PTEN Funktionen

Hierauf resultieren ein besseres Verständnis der Melanomentstehung einerseits und, in einer Simulation des Modells in Abhängigkeit der zutreffenden Konditionen, mehrere Ausgangsmöglichkeiten andererseits.

4.4. Nutzen des Modells

4.4.1. Nutzen für die Therapieentwicklung des Malignen Melanoms

Der erste und wichtigste Schritt der Therapie des Malignen Melanoms ist die Exzision des Primärtumors. Nach histologischer Diagnosestellung und Staging-Diagnostik erfolgt

DISKUSSION

Die Einstufung in ein Tumorstadium. Ab dem Stadium IIIb ist nach Entfernung der regionalen Metastasen eine Chemo- und Immuntherapie indiziert (Deutsche Kurzleitlinie: Malignes Melanom, 12. Juli 2007)

Auch unter Einsatz von Chemotherapeutika ist die Prognose für Patienten ab dem Stadium IIIb schlecht: Bei bestehenden Fernmetastasen beträgt die mittlere Überlebenszeit nur 6-9 Monate (Balch et al., 2001). Aufgrund dessen ist bis heute eines der Hauptziele der Melanomforschung neue molekulare Ziele für die Entwicklung neuer Behandlungsstrategien zu identifizieren. Die Resultate verschiedener Forschungsgruppen haben ergeben, dass insbesondere der MAPK-Signalweg und der AKT-Signaltransduktionsweg viel versprechende Therapieansätze repräsentieren (Meier et al., 2005; Becker et al., 2006; Meier et al. 2007). Die computergestützte Modellierung dieser Signaltransduktionswege kann das reale Experiment nicht ersetzen, allerdings die Forschung vereinfachen und effizienter gestalten. Eine spätere Simulation kann zum Prozess der Wirkstoffentdeckung beitragen, indem potenzielle Zielproteine für Therapeutika identifiziert werden können oder sogar die Untersuchung der Auswirkungen unterschiedlicher Wirkstoffe auf das therapeutische Ergebnis ermöglicht wird.

4.4.2. Nutzen für die Molekularbiologie

Bei der Entdeckung von neuen Faktoren eines Signaltransduktionsweges oder einer ganzen Kaskade kann das Modell als Analyseinstrument dienen. Es kann dem Versuch dienen, Schlüsselschritte voraus zu sagen oder einen neuen Faktor in den Kontext der Signalkaskaden einzuordnen. Bestätigende oder auf das Modell aufbauende Experimente können so gezielter gestaltet und besser geplant werden.

4.5. Weiterentwicklungsmöglichkeiten des Modells

Im Modell „Development of melanoma" werden die Signalkaskaden zunächst bis zur Melanogenese bzw. ersten Zellteilung einem dann entarteten Melanozyten dargestellt..
Darüber hinaus gehend könnte auch die Modellierung des Wachstums eines Melanoms bis hin zur Metastasierung eine Weiterentwicklungsoption sein. Im Fokus der Nachforschungen könnte der Übergang von der radialen in die vertikale

DISKUSSION

Wachstumsphase sowie die Vorgänge der Metastasierung. Es müsste untersucht werden, welche intrazellulären Vorgänge es der Melanomzelle ermöglichen, in andere Epidermisschichten zu wachsen, sich aus dem Zellverband zu lösen und zu metastatsiern. So könnte das Modell erweitert und optimiert werden.

4.6. Das Modellierungswerkzeug EPISIM Modeller

Die Handhabung des EPISIM Modellers ist auch für nicht Informatiker schnell zu erlernen. In der Taskleiste findet der Benutzer logisch aufgebaut wie in anderen häufig verwendeten Programmen alle notwendigen Werkzeuge um die Datei zu bearbeiten, die Ansicht zu ändern, zu validieren oder das Hilfe-Menu aufzurufen. Durch die übersichtliche und ständig präsente Anordnung von Leinwand, Properties View, Navigator und Elementpalette ist die technische Erstellung eines Modells für den Benutzer immer nachvollziehbar. Elemente können per Drag&Drop auf der Leinwand an gewünschter Stelle platziert werden und müssen daher in komplexen Modellen nicht erst erstellt und dann platziert werden. Eingegebene Befehle in den Properties werden im bearbeiteten Element sofort sichtbar, so ist eine direkte Kontrolle möglich. Basierend auf der booleschen Algebra mit logischen Eigenschaften der Operatoren UND, ODER, NICHT können Zellvorgänge eindeutig in Action- und ConditionStrings übersetzt werden, so dass der Benutzer schließlich mit relativ einfacher Mathematik ein funktionsfähiges Modell erstellen kann.

Insbesondere bei der Erstellung von komplexen Modellen war es problematisch, dass Vorgänge nicht zeitgleich ablaufen können, sondern eine Entscheidung getroffen werden muss, welcher Weg eingeschlagen wird. In einer Zelle laufen in der Realität jedoch die verschiedenen Signalkaskaden durchaus zeitgleich ab. Durch die ständige Wiederholung der Durchläufe durch die Modelle und die je nach definierten Umgebungsbedingungen auch teils zufällige Auswahl bei äquivalenten Möglichkeiten ist hier eine gute Annäherung an die Realität gegeben.

Schwierig war, dass die Abgabe eines Stoffes aus einer Zelle in Form einer Mengen- und Einheitsangaben definiert werden sollte. Bei der Melaninabgabe existieren solche Einheiten jedoch nicht, so dass in den Modellen Melanin in Form eines Actionstrings als die Konstante 'MELANINFORNEIGHBOURS' abgeben wird.

Hinsichtlich der Variablen könnte es für den Nutzer eine deutliche Vereinfachung sein, wenn diese automatisch in der zentralen Datafile generiert werden und dort vom Benutzer nur noch zugeordnet und bei Bedarf genau definiert werden könnten. So umginge man die Gefahr, dass nicht genutzte Variablen in der Datafile existieren oder die Erstellung einer Variablen übersehen wird.

Des Weiteren würde die Möglichkeit, ein oder mehrerer Elemente zu kopieren und vollständig im selben oder auch einem weitern Modell einzufügen, die Modellierung von verschiedenen Variationen bestimmter Zellvorgänge deutlich vereinfachen.

4.7. Ausblick: Simulation des Modells

Dieses computergestützten *in silico* Modell der Melanomentstehung eröffnet interessante Perspektiven und kann einige Einblicke liefern. In dieser Arbeit sind die Grundlagen für eine mögliche Simulation geschaffen worden.

Folgend soll das Modell in Zusammenarbeit mit Universität Heidelberg (BIOQUANT und Universitätsklinik: Institut für medizinische Biometrie und Informatik) optimiert und schließlich soweit entwickelt sein, dass eine Simulation erfolgreich stattfinden kann.

5. Zusammenfassung

Ziel der vorliegenden Arbeit war die Erstellung eines computergestützten *in silico* Modells der Signaltransduktionswege in der Melanomentstehung mit dem EPISIM Modeller.

Durch die Recherche des aktuellen Kenntnisstandes konnten die zentralen Signaltransduktionswege identifiziert, die von Mutationen betroffene Onkogene und Protoonkogene detektiert und deren Auswirkungen auf andere Faktoren und den Zellzyklus erörtert werden.

Signaltransduktionsweg	Onkogene	Tumorsuppressoren
MAPK	ras, raf, RSK, CDK4, Cyclin (D1, A, E)	$p21^{CIP}$, P16INK4a, p14ARF, p53
Akt	ras, Akt, PI3K	PTEN
NfκB	ras, raf, akt	PTEN
Wnt	β-Catenin	apc

Tab.5.1. **Die wichtigsten Signaltransduktionswege in der malignen Entartung eines Melanozyten und betroffene Onkogene und Protoonkogene.**

Mit dem Modellierungswerkzeug EPISIM wurde im zweiten Schritt ein *in silico* Modell entwickelt. Die in den Signaltransduktionswegen involvierten Proteine wurden als Zelleigenschaften definiert und mit den zur Verfügung stehenden Modell Elementen und Werkzeugen modelliert. Entstanden ist das Modell „Development of melanoma" in dem ein Melanozyt im zellulären Kontext betrachtet wird. Er steht im Austausch mit den Nachbarzellen und sein Zellzyklus verhält sich entsprechend der intra- und extrazellulären Bedingungen. Bei DNA-Schädigung kann es zur malignen Entartung kommen. Die in diesem Fall veränderten Proteine und die Folgen dieser Veränderungen auf Zellzyklus und Apoptose der Zelle sind der Kernpunkt der Modellierung. Gleichzeitig wurden die unveränderten Vorgänge im gesunden Melanozyt modelliert, so dass Schlüsselunterschiede der Signaltransduktionswege des gesunden vs. einem DNA-geschädigten Melanozyten in der Modellierung zu Tage treten.

Das Modell soll außerdem als Grundlage für eine systembiologische Simulation dienen.

6. Literaturverzeichnis

A

Ackermann, A.B., Cerroni, L., Kerl, H.: Pitfalls in histopathologic diagnosis of malignant melanoma. Lea & Fiebiger, Philadelphia, Baltimore, Hong- Kong, London, München, Sydney, Tokio, 1994

Aguilera O, Fraga MF, Ballestar E, Paz MF, Herranz M, Espada J, García JM, Muñoz A, Esteller M, González-Sancho JM. Epigenetic inactivation of the Wnt antagonist DICKKOPF-1 (DKK-1) gene in human colorectal cancer. Oncogene. 2006 Jul 6;25(29):4116-21. Epub 2006 Feb 20

Alberts, B. et al. (2001): Lehrbuch der Molekularen Zellbiologie, 2. Aufl. Wiley-VCH, Weinheim

68 Alsina J, Gorsk DH, Germino FJ, Shih W, Lu SE, Zhang ZG, Yang JM, Hait WN, Goydos Detection of mutations in the mitogen-activated protein kinase pathway in human melanoma. JS.Clin Cancer Res. 2003 Dec 15;9(17):6419-25.

Amiri, K, Richmond, A, „Role of nuclear factor-κB in melanoma" Cancer and Metastasis Reviews 24: 301-313, 2005

Arbeitsgemeinschaft Dermatologische Onkologie (ADO). Diagnostische und therapeutische Standards in der Dermatologischen Onkologie: Deutsche Kurzleitlinie: Malignes Melanom, 12. Juli 2007

B

Bachmann IM, Straume O, Puntervoll HE, Kalvenes MB, Akslen LA. Importance of P-cadherin, beta-catenin, and Wnt5a/frizzled for progression of

LITERATURVERZEICHNIS

melanocytic tumors and prognosis in cutaneous melanoma. Clin Cancer Res. 2005 Dec 15;11(24 pt 1):8606-14

Balch, C. M., Buzaid, A. C., Soong, S.- J., Atkins, M. B., Cascinelli, N., Coit, D. G., Fleming, I.D., Gershenwald, J. E., Houghton, A., Kirkwood, J. M., McMasters, K. M., Mihm, M. F.,Morton, D. L., Reintgen, D. S., Ross, M. I., Sober, A., Thompson, J. A., Thompson, J. F.:Final version of the American Joint Committee on Cancer Staging System for cutaneousmelanoma. J Clin Oncol 19: 3635- 3648 (2001)

Becker JC, Kirkwood JM, Agarwala SS, Dummer R, Schrama D, Hauschild A. Cancer. 2006 Nov 15;107(10):2317-27. Molecularly targeted therapy for melanoma: current reality and future options.

Becker JC, Schrama D, Bröcker EB, Houben R. Kinase inhibitors for the therapy of malignant melanoma. J Dtsch Dermatol Ges. 2005 Oct;3(10):762-7.

Bentham, G. und Aase, A.: Incidence of malignant melanoma of the skin in Norway, 1955-1989: associations with solar ultraviolet radiation, income and holidays abroad. Int JEpidemiol. 25: 1132- 1138 (1996)

Berwick, M.: Epidemiology: current trends, risk factors and environmental concerns .In: Balch, C.M., Houghton, A.N., Sober, A.J., Soong, S.J.: Cutaneous melanoma. 3. Aufl., 551- 571, Quality Medical Publishing, St. Louis, 1998

Bogenrieder T, Herlyn M, Axis of evil: molecular mechanisms of cancer metatstasis. Oncogene 2003; 22: 6524-6536

Braun-Falco, Plewig, Wolff, Burgdorf, Landthaler. Dermatologie und Venerologie 4. Auflage 2002 Springer Verlag. 1345

Braun-Falco, Plewig, Wolff, Burgdorf, Landthaler. Dermatologie und Venerologie, 5. Auflage 2005 Springer Verlag. (93): 1313-1319.

LITERATURVERZEICHNIS

Breslow, A.: Tumor thickness, level of invasion and node dissection in stage I melanoma. Ann Surg. 182: 572- 575 (1975)

Brown, JM, Attari LD. The role of apoptosis in cancer development and treatment response. Nat Rev Cancer 2005; 5: 231-237

Busca R, Abbe P, Mantoux F, Aberdam E, Peyssonnaux C, Eychene A, Ortonne JP, Ballotti R. „Ras mediates the cAMP-dependent activation of extracellular signal-regulated kinases (ERKs) in melanocytes." EMBO J. 2000 Jun 15;19(12):2900-10.

C

Carmeliet P, Jain RK Angiogensis in cancer and other diseases. Nature 2000; 407: 249-257

Chawla-Sarkar M, Bauer JA, Lupica JA, Morrison BH, Tang Z, Oates RK, Almasan A, DiDonato JA, Borden EC, Lindner DJ. Suppression of NF-kappa B survival signaling by nitrosylcobalamin sensitizes neoplasms to the anti-tumor effects of Apo2L/TRAIL. J Biol Chem. 2003 Oct 10;278(41):39461-9. Epub 2003 Jul 24.

Chen D, Xu W, Bales E, Colmenares C, Conacci-Sorrell M, Ishii S, Stavnezer E, Campisi J, Fisher DE, Ben-Ze'ev A, Medrano EE. SKI activates Wnt/beta-catenin signaling in human melanoma. Cancer Res. 2003 Oct 15;63(20):6626-34.

Chin L. The genetics of malignant melanoma: Lessons from mouse and man. Nat. Rev. Cancer 2003. 3: 559–570.

Chin L, Garraway LA, Fisher DE. „Malignant melanoma: genetics and therapeutics in the genomic era." Genes Dev. 2006 Aug 15;20(16):2149-82.

LITERATURVERZEICHNIS

Chiu KP, Ariyaratne P, Xu H, Tan A, Ng P, Liu ET, Ruan Y, Wei CL, Sung WK. Pathway aberrations of murine melanoma cells observed in Paired-End diTag transcriptomes. BMC Cancer. 2007 Jun 26;7:109.

Cho,KH, Shin SY, Lee HW, Wolkenhauer O. Invetsigatons into the analysis and modeling of the TNF.alpha mediated NF-kappa-B-signaling pathway. Genome Res. 2003 Nov;13(11):2413-22.

127 Clark, W.H., From, L., Bernardino, E.A., Mihm, M.C.: The histogenesis and biologic behavior of primary human malignant melanoma of the skin. Cancer Res. 29: 705- 729 (1969)

Cohen C, Zavala-Pompa A, Sequeira JH, Shoji M, Sexton DG, Cotsonis G, Cerimele F, Govindarajan B, Macaron N, Arbiser JL. Mitogen-actived protein kinase activation is an early event in melanoma progression. Clin Cancer Res. 2002 Dec;8(12):3728-33.

Conacci-Sorrell M. E., Ben Yedidia T., Shtutman M., Feinstein E., Einat P., Ben Ze'ev A. Nr-CAM is a target gene of the ß-catenin/LEF-1 pathway in melanoma and colon cancer and its expression enhances motility and confers tumorigenesis. Genes Dev., 16: 2058-2072, 2002.

D
Dahl C, Guldberg P. The genome and epigenome of malignant melanoma. APMIS 2007 Oct;115(10):1161-76

Dai DL, Martinka M, Li G.Prognostic significance of activated Ak expression in melanoma: a clinicopathologic study of 292 cases. J Clin Oncol. 2005 Mar 1;23(7):1473-82.

LITERATURVERZEICHNIS

Das R, Philip S, Mahabeleshwar GH, Bulbule A, Kundu GC. Osteopontin: it's role in regulation of cell motility and nuclear factor kappa B mediated urokinase type plasminogen activator expression. IUBMB Life. 2005 Jun;57(6):441-7

Datta, S. R., Brunet, A., Greenberg, M. E. (1999) Cellular survival: a play in three Akts Genes Dev. 13,2905-2927

Dhawan P, Richmond A. „A novel NF-kappa B-inducing kinase-MAPK signaling pathway up-regulates NF-kappa B activity in melanoma cells." J Biol Chem. 2002 Mar 8;277(10):7920-8. Epub 2001 Dec 28

Dhawan P, Richmond A. Role of CXCL1 in tumorigenesis of melanoma. J Leukoc Biol. 2002 Jul;72(1):9-18.

Dhawan P, Singh AB, Ellis DL, Richmond A. Constitutive activation of Akt/protein kinase B in melanoma leads to up-regulation of nuclear factor-kappaB and tumor progression. Cancer Res. 2002 Dec 15;62(24):7335-42

Dhomen N, Marais R. „New insight into BRAF mutations in cancer" Curr Opin Genet Dev. 2007 Feb;17(1):31-9

Downward J. Ras signalling and apoptosis. Curr Opin Genet Dev. 1998 Feb;8(1):49-54.

E
Eisenmann KM, VanBrocklin MW, Staffend NA, Kitchen SM, Koo HM. „Mitogen-activated protein kinase pathway-dependent tumor-specific survival signaling in melanoma cells through inactivation of the proapoptotic protein bad" Cancer Res. 2003 Dec 1;63(23):8330-7.

135 Evan, GI, Voudsen KH. Proliferation, cell cycle and apoptosis in cancer. Nature 2001; 411: 342-348

LITERATURVERZEICHNIS

F

Fensterle, J „Ein Streifzug durch die (Signal-)Wege des malignen Melanoms"
JDDG 2006;4: 205-217

Fritsch, P. (1998): Dermatologie und Venerologie Lehrbuch und Atlas, Springer Verlag, Berlin Heidelberg New York

Furter, S, Jasch K. (2007) Crashkurs Dermatologie, 1. Aufl. Urban & Fischer Verlag bei Elsevier

G

Ganten, D, et al. (2001) Grundlagen von hereditären Tumorerkrankungen, 1. Auflage, Springer Verlag, Berlin Heidelberg New York

Garbe, C., Büttner, P., Burg, G., d`Hoedt, B., Drepper, H., Guggenmoos-Holzmann, I.,Lechner, W., Lippold, A., Orfanos, C.E., Peters, A., Rassner, G., Schwermann, M.,Stadler, R., Stroebel, W.: Die Prognose des primären malignen Melanoms.In: Orfanos, C.E. und Garbe, C.: Das maligne Melanom der Haut. 41- 59, W.Zuckschwerdt, München, Bern, Wien, San Francisco, 1990

Garbe, C., Ellwanger, U., Tronnier, M., Brocker, E.B., Orfanos, C.E.: The new american joint committee on cancer staging system for cutaneous melanoma: a critical analysis based on data of the german central malignant melanoma registry. Cancer 94: 2305- 2307 (2002)

Garraway LA, Widlund HR, Rubin MA, Getz G, Berger AJ, Ramaswamy S, Beroukhim R, Milner DA, Granter SR, Du J, Lee C, Wagner SN, Li C, Golub TR, Rimm DL, Meyerson ML, Fisher DE, Sellers WR. Integrative genomic analyses identify MITF as a lineage survival oncogene amplified in malignant melanoma. Nature. 2005 Jul 7;436(7047):117-22.

LITERATURVERZEICHNIS

De Giorgi V, Mavilia C, Massi D, Gozzini A, Aragona P, Tanini A, Sestini S, Paglierani M, Boddi V, Brandi ML, Lotti T. Estrogen receptor expression in cutaneous melanoma: a real-time reverse transcriptase-polymerase chain reaction and immunohistochemical study.Arch Dermatol. 2009 Jan;145(1):30-6.

Goding C. R. Mitf from neural crest to melanoma: signal transduction and transcription in the melanocyte lineage. Genes Dev., 14: 1712-1728, 2000.

Grabe, N;: Neuber, K. Morphologische Systembiologie. BIOforum 12/2005, S. 30-32

Gray-Schopfer VC, da Rocha Dias S, marais R. The role of B-RAF in melanoma. Cancer Metatstsis Rev 2005; 24: 165-183

Guldberg P, Thor Straten P, Birck A, Ahrenkiel V, Kirkin AF, Zeuthen J. Disruption of the MMAC1/PTEN gene by deletion or mutation is a frequent event in malignant melanoma. Cancer Res 1997;57:3660–3.

H

Haass, NK, Herlyn, M, „Normal Human Melanocyte Homeostasis as a Paradigm for Understanding Melanoma" J Investg Dermatol Proc 10: 153 – 163, 2005.

Halaban, R, „Melanoma Cell Autonomous Growth: the Rb/E2F pathway",Cancer and Metastasis Reviews,3: 333-343, 1999

Halaban, R, „The Regulation of Normal Melanocyte Proliferation" Pigment Cell Res 2000;13: 4-14

Halaban R, „Rb/E2F: A two-edged sword in the melanocytic system" Cancer and metatstatic Reviews 24: 339 – 356, 2005

LITERATURVERZEICHNIS

Haluska FG, Hensin Tsao H, Wu H, Haluska FS, Lazar A, Goel V. Genetic Alterations in Signaling Pathways in Melanoma. Clinical Cancer Research Vol. 12, 2301s-2307s, April 2006

Haluska FG, Ibrahim N. Therapeutic targets in melanoma: map kinase pathway. Curr Oncol Rep. 2006 Sep;8(5):400-5

Hanahan, D, Weinber RA. The Hallmarks of cancer. Cell 2000; 100: 57-70.

Hao H, Muniz-Medina VM, Mehta H, Thomas NE, Khazak V, Der CJ, Shields JM.Context- dependent roles of mutant B-Raf signaling in melanoma and colorectal carcinoma cell growth. Mol Cancer Ther. 2007 Aug;6(8):2220-9.

Hearing, VJ, Rouzard, F, Kadekaro, AL, Abdel-Malek, ZA, „MCR1 and the response of melanocytes tu ultraviolet radiation", Mutation Res 571 (2005); 133-152

Hengge, UR., Dummer, R. „Malignes Melanom - Standards und Innovationen in Diagnostik und Therapie" März 2006, Deutscher Ärzte-Verlag

Hocker T, Tsao H „Ultraviolet radiation and melanoma: a systematic review and analysis of reported sequence variants" Hum Mutat. 2007 Jun;28(6):578-88.

Horn, F; Moc, I; Schneider, N; Grillhösl, C; Berghold, S; Lindenmeier, G. Biochemie des Menschen. Thieme 2005, 3. Aufl. 15: 310-314, 259-273

Houben R, et al. Constitutive activation of the Ras-Raf signaling Pathway in metastatic melanoma is associatet with poor prognosis. J. Carcinog 2004; 3: 6

Huber, S. (2007) EPISIM ModelbuilderEditor Guide, Heidelberg

LITERATURVERZEICHNIS

I

Isaacson C, Ramsay M. Does the sun play a role in the aetiology of malignant melanoma? S Afr Med J. 2007 Aug;97(8):568-71.

J

Jhappan, C, Noonan, FP, Merlino, G, „Ultraviolett radiation and cutaneous malignant melanoma, Oncogene 2003; 22: 3099-3112.

K

Kanehisa, M., and Goto, S. (2000) KEGG: Kyoto encyclopedia of genes and genomes, Nucleic Acids Res. 28, 27–30

Kang SS, Kwon T, Kwon DY, Do SI. Akt protein kinase enhances human telomerase activity through phosphorylation of telomerase reverse transcriptase subunit. J Biol Chem. 1999 May 7;274(19):13085-90.

Karin M. How NF-kappaB is activated: the role of the IkappaB kinase (IKK) complex.Oncogene. 1999 Nov 22;18(49):6867-74.

Karp, P. D. (2001) Pathway databases: A case study in computational symbolic theories. Science 293, 2040–2044

Katayose Y., Kim M., Rakkar A. N., Li Z., Cowan K. H., Seth P. Promoting apoptosis: a novel activity associated with the cyclin-dependent kinase inhibitor p27. Cancer Res., 57: 5441-5445, 1997

Kato M, Takeda K, Kawamoto Y, Hossain K, Ohgami N, Yanagishita T, Ohshima Y, Kato Y, Ohgami K, Yamamori T, Tateyama K, Yamanoshita O."Ultraviolet irradiation-mediated malignant melanoma induction with RET tyrosine kinase activation" Nippon Eiseigaku Zasshi. 2007 Jan;62(1):3-8

LITERATURVERZEICHNIS

Kennedy C, Bajdik CD, Willemze R, De Gruijl FR, Bouwes Bavinck JN; Leiden Skin Cancer Study. „The influence of painful sunburns and lifetime sun exposure on the risk of actinic keratoses, seborrheic warts, melanocytic nevi, atypical nevi, and skin cancer". J Invest Dermatol. 2003 Jun;120(6):1087-93.

Knippers, R (2006) Molekulare Genetik. 9.Auflage, Thieme Verlag, Stuttgart

Kumar R, Smeds J, Berggren P, Straume O, Rozell BL, Akslen LA, Hemminki K. A single nucleotide polymorphism in the 3'untranslated region of the CDKN2A gene is common in sporadic primary melanomas but mutations in the CDKN2B, CDKN2C, CDK4 and p53 genes are rare. Int J Cancer. 2001 Nov 20;95(6):388-93.

L

Larue L, Delmas V. The WNT/Beta-catenin pathway in melanoma. Front Biosci. 2006 Jan 1;11:733-42.

Lasithiotakis KG, Sinnberg TW, Schittek B, Flaherty KT, Kulms D, Maczey E, Garbe C, Meier FE. Combined inhibition of MAPK and mTOR signaling inhibits growth, induces cell death, and abrogates invasive growth of melanoma cells.J Invest Dermatol. 2008 Aug;128(8):2013-23. Epub 2008 Mar 6.

Ley R, Balmanno K, Hadfield K, Weston C, Cook SJ. Activation of the ERK1/2 signaling pathway promotes phosphorylation and proteasome-dependent degradation of the BH3-only protein, Bim. J Biol Chem 2003;278:18811–6.

Li G, Kalabis J, Xu X, Meier F, Oka M, Bogenrieder T, Herlyn M. Reciprocal regulation of MelCAM and AKT in human melanoma. Oncogene. 2003 Oct 9;22(44):6891-9.

Li G, Satyamoorthy K, Herlyn M. N-cadherin-mediated intercellular interactions promote survival and migration of melanoma cells. Cancer Res. 2001 May 1;61(9):3819-25.

LITERATURVERZEICHNIS

Liu J, Suresh Kumar KG, Yu D, Molton SA, McMahon M, Herlyn M, Thomas-Tikhonenko A, Fuchs SY. Oncogene. Oncogenic BRAF regulates beta-Trcp expression and NF-kappaB activity in human melanoma cells. 2007 Mar 22;26(13):1954-8. Epub 2006 Sep 25.

Löffler, G., P. E. Petrides (2002) Biochemie & Pathobiochemie. 7. Auflage. Berlin: Springer Verlag

Lomas J, Martin-Duque P, Pons M, Quintanilla M. The genetics of malignant melanoma.Front Biosci. 2008 May 1;13:5071-93.

Lopez-Bergami P, Fitchman B, Ronai Z. Understanding signaling cascades in melanoma. Photochem Photobiol. 2008 Mar-Apr;84(2):289-306. Epub 2007 Dec.

Lowe, SW, Cepero E, Evan G. Intrinsic tumor suppression. Nature 2004; 432: 307-315

Luo K., Stroschein S. L., Wang W., Chen D., Martens E., Zhou S., Zhou Q. The Ski oncoprotein interacts with the Smad proteins to repress TGF-ß signaling. Genes Dev., 13: 2196-2206, 1999.

M

Markovic SN, Erickson LA, Rao RD, Weenig RH, Pockaj BA, Bardia A, Vachon CM, Schild SE, McWilliams RR, Hand JL, Laman SD, Kottschade LA, Maples WJ, Pittelkow MR, Pulido JS, Cameron JD, Creagan ET; Melanoma Study Group of the Mayo Clinic Cancer Center. „Malignant melanoma in the 21st century, part 1: epidemiology, risk factors, screening, prevention, and diagnosis". Mayo Clin Proc. 2007 Mar;82(3):364-80

Maser, RS, dePinho RA, Connecting chromosomes, crisis and cancer. Science 2002; 291:565-569

LITERATURVERZEICHNIS

McGill G. G., Horstmann M., Widlund H. R., Du J., Motyckova G., Nishimura E. K., Lin Y. L., Ramaswamy S., Avery W., Ding H. F., Jordan S. A., Jackson I. J., Korsmeyer S. J., Golub T. R., Fisher D. E. Bcl2 regulation by the melanocyte master regulator Mitf modulates lineage survival and melanoma cell viability. Cell, 109: 707-718, 2002.

Medrano EE. Repression of TGF-beta signaling by the oncogenic protein SKI in human melanomas: consequences for proliferation, survival, and metastasis. Oncogene. 2003 May 19;22(20):3123-9.

Medrano, EE. „SKI pathways inducing progression of human melanoma"Cancer and Metastasis Reviews 24: 265-272, 2005

Meier F, Busch S, Lasithiotakis K, Kulms D, Garbe C, Maczey E, Herlyn M, Schittek B. Combined targeting of MAPK and AKT signalling pathways is a promising strategy for melanoma treatment.Br J Dermatol. 2007 Jun;156(6):1204-13. Epub 2007 Mar 28.

Meier F, Schittek B, Busch S, Garbe C, Smalley K, Satyamoorthy K, Li G, Herlyn M. The RAS/RAF/MEK/ERK and PI3K/AKT signaling pathways present molecular targets for the effective treatment of advanced melanoma Front Biosci. 2005 Sep 1;10:2986-3001.

Meves, A. Intensivkurs Dermatologie, Urban und Fischer, München 2006, 1. Auflage: 22

Mirmohammadsadegh A, Mota R, Gustrau A, Hassan M, Nambiar S, Marini A, Bojar H, Tannapfel A, Hengge UR. ERK1/2 is highly phosphorylated in melanoma metastases and protects melanoma cells from cisplatin-mediated apoptosis .J Invest Dermatol. 2007 Sep;127(9):2207-15. Epub 2007 May 17.

Moon RT. Wnt/beta-catenin pathway. Sci STKE. 2005 Feb 15;2005(271)

LITERATURVERZEICHNIS

N

Nemoto, S., DiDonato, J. A., Lin, A. (1998) Coordinate regulation of IkappaB kinases by mitogen-activated protein kinase kinase kinase 1 and NF-kappaB-inducing kinase Mol. Cell. Biol. 18,7336-7343

Nishida S, Yoshioka S, Kinoshita-Kimoto S, Kotani M, Tsubaki M, Fujii Y, Tomura TT, Irimajiri K. Pretreatment with PKC inhibitor triggers TNF-alpha induced apoptosis in TNF-alpha-resistant B16 melanoma BL6 cells. Life Sci. 2003 Dec 26;74(6):781-92.

O

P

Packer LM, Pavey SJ, Boyle GM, Stark MS, Ayub AL, Rizos H, Hayward NK. Gene expression profiling in melanoma identifies novel downstream effectors of p14ARF. Int J Cancer. 2007 Aug 15;121(4):784-90

Panka, DJ, Atkins, MB, Mier, JW „Targeting the Mitogen-Activated Protein Kinase Pathway in the Treatment of Malignant Melanoma", Clin Cancer Res; 12 (7Suppl), 1.April 2006

Pardali K., Kurisaki A., Moren A., ten Dijke P., Kardassis D., Moustakas A. Role of Smad proteins and transcription factor Sp1 in p21(Waf1/Cip1) regulation by transforming growth factor ß. J. Biol. Chem., 275: 29244-29256, 2000.

Pećina-Slaus N, Zigmund M, Kusec V, Martić TN, Cacić M, Slaus M.E-cadherin and beta-catenin expression patterns in malignant melanoma assessed by image analysis. J Cutan Pathol. 2007 Mar;34(3):239-46.

Petrocelli T, Slingerland. UVB induced cell cycle checkpoints in an early stage human melanoma line, WM35. J.Oncogene. 2000 Sep 14;19(39):4480-90

Polakis P. Wnt signaling and cancer. Genes Dev. 2000 Aug 1;14(15):1837-51.

Polski, David; Cordon-Cardo, Carlos. „Oncogenes in melanoma" Oncogene (2 003) 22, 3087-3091)

Poser I, Bosserhoff AK. Transcription factors involved in development and progression of malignant melanoma. Histol Histopathol. 2004 Jan;19(1):173-88.

Prathapam T., Kuhne C., Banks L. Skip interacts with the retinoblastoma tumor suppressor and inhibits its transcriptional repression activity. Nucleic Acids Res., 30: 5261-5268, 2002.

Q
R
Rashbass J, Stekel D, Williams ED. The use of a computer to simulate epithelia pathologies. J. Pathol. 1196 Jul;179(3):333-9

Rassow, Joachim; Deutzmann, Rainer; Netzker, Roland; Hauser, Karin. Duale Reihe Biochemie, Thieme 2006, S. 522-526

Reed J. A., Bales E., Xu W., Okan N. A., Bandyopadhyay D., Medrano E. E. Cytoplasmic localization of the oncogenic protein ski in human cutaneous melanomas in vivo: functional implications for transforming growth factor ß signaling. Cancer Res., 61: 8074-8078, 2001

Reed, Jon A., Finnerty, Bridget,† and Albino, Anthony P. ‡ „Divergent Cellular Differentiation Pathways during the Invasive Stage of Cutaneous Malignant Melanoma Progression"Am J Pathol. 1999 August; 155(2): 549–555.

Reiß, T. „Systeme des Lebens - Systembiologie" Herausgeber: Bundesministerium für Bildung und Forschung (BMBF Public), September 2002, heidelberg

Rimm DL, Caca K, Hu G, Harrison FB, Fearon ER. Frequent nuclear/cytoplasmic localization of ß-catenin without exon 3 mutations in malignant melanoma. Am J Pathol 1999;154:325–9.

LITERATURVERZEICHNIS

Rivers, KJ; Is there more than one road to melanoma? Lancet 2004; 363: 728-30.

Roberts JD. E2F1 amplication and genetic heterogeneity in melanoma. Cancer Biol Ther. 2006 Jun;5(6):691-2. Epub 2006 Jun 12.

Robertson GP, Stahl JM, Sharma A, Cheung M, Zimmermann M, Cheng JQ, Bosenberg MW, Kester, M, Lakshman S „Deregulated Akt 3 Activity Promotes development of Malignant Melanoma" Cancer Research 64, 7002 7010, October 1, 2004

Robertson, GP, „Functional and therapeutic significance of Akt deregulation in malignant melanoma" Cancer and Metatstasis Reviews 24: 273 – 285, 2005
24 Rouzaud F, Kadekaro AL, Abdel-Malek ZA, Hearing VJ. „MC1R and the response of melanocytes to ultraviolet radiation" Mutat Res. 2005 Apr 1;571(1-2):133-52. Epub 2005 Jan 26

Rubinfeld B, Robbins P, Elgamil M, Albert I, Porfiri E, Polakis P: Stabilization of beta-catenin by genetic defects in melanoma cell lines. Science 1997, 275:1790-1792

S

Satyamoorthy K., Li G., Vaidya B., Patel D., Herlyn M. Insulin-like growth factor-1 induces survival and growth of biologically early melanoma cells through both the mitogen-activated protein kinase and ß-catenin pathways. Cancer Res., 61: 7318-7324, 2001

Satyamoorthy K, Li G, Gerrero MR, et al. Constitutive mitogen-activated protein kinase activation in melanoma is mediated by both BRAF mutations and autocrine growth factor stimulation. Cancer Res 2003;63:756–9.

Schepsky A, Bruser K, Gunnarsson GJ, Goodall J, Hallsson JH, Goding CR, Steingrimsson E, Hecht A. The microphthalmia-associated transcription factor

LITERATURVERZEICHNIS

Mitf interacts with beta-catenin to determine target gene expression. Mol Cell Biol. 2006 Dec;26(23):8914-27. Epub 2006 Sep 25.

Schiebler; Anatomie. Springer Verlag 2003, 8.Auflage, 9: S. 205-207

Schmidt AN, Nanney LB, Boyd AS, King LE Jr, Ellis DL. Oestrogen receptor-beta expression in melanocytic lesions. Exp Dermatol. 2006 Dec;15(12):971-80.

Schoeberl B., Eichler-Jonsson, C., Gilles, E.D., Müller, G. Computational modeling of the dynamics of the MAP kinase cascade activated by surface and internalized EGF receptor. Nature Biotechnology 20, S. 370-375 (2002)

Serrano M, Hannon GJ, Beach D. A new regulatory motif in cell-cycle control causing specific inhibition of cyclin D/CDK4. Nature. 1993 Dec 16;366(6456):704-7.

Shimamura A, Ballif BA, Richards SA, Blenis J. Rsk1 mediates a MEK-MAP kinase cell survival signal.Curr Biol. 2000 Feb 10;10(3):127-35.

Sieber OM, Heinimann K, Tomlinson IP. Genomic instability-the engine of tumrgenesis? Nat Rev Cancer 2003; 3: 701-708

Situm M, Buljan M, Bulic SO, Simic D, „The mechanisms of UV radiation in the development of malignant melanoma" Coll. Antropol. 2007 Jab;31 Suppl 1: 13-6.

Slominski A, Wortsman J, Carlson AJ, Matsuoka LY, Balch CM, Mihm MC.„Malignant melanoma." Arch Pathol Lab Med. 2001 Oct;125(10):1295-306.

Smalley, K, „ A Pivotal Role for ERK in the Oncogenic Behavior of Malignant Melanoma?" Int. J. Cancer 2003; 104: 527-532

LITERATURVERZEICHNIS

Suresh Babu CV, Joo Song E, Yoo YS. Modeling and simulation in signal transduction pathways: a system biology approach. Biochimie. 2006 Mar-Apr; 88(3-4): 277-83.

T

Tanemura A, van Hoesel AQ, Mori T, Yu T, Hoon DS. The role of estrogen receptor in melanoma.Expert Opin Ther Targets. 2007 De c;11(12):1639-48.

Tonks ID, Hayward NK, Kay GF. „Pocket protein function in melanocyte homeostasis and neoplasia" Pigment Cell Res. 2006 Aug;19(4):260-83.

Tsao H, Zhang X, Benoit E, Haluska FG. Identification of PTEN/MMAC1 alterations in uncultured melanomas and melanoma cell lines. Oncogene 1998;16:3397–402.

Tsavachidou D, Coleman ML, Athanasiadis G, Li S, Licht JD, Olson MF, Weber BL. „SPRY2 is an inhibitor of the ras/extracellular signal-regulated kinase pathway in melanocytes and melanoma cells with wild-type BRAF but not with the V599E mutant". Cancer Res. 2004 Aug 15;64(16):5556-9.

U

Ueda Y, Richmond A. NF-kappaB activation in melanoma. Pigment Cell Res. 2006 Apr;19(2):112-24

V

W

Weeraratna, AT, „A Wnt-er Wonderland – The complexity of Wnt signaling in melanoma" Cancer and Metastasis Reviews 24: 237 – 250, 2005

Welsch; Lehrbuch Histologie, Urban und Fischer 2003, 1. Auflage. 15: S. 487-493

LITERATURVERZEICHNIS

Widlund, HR, Fisher, DE, „Microphthalamie-associated transciption factor: a critical regulator of pigment cell development and survival" Oncogene (2003), 22: 3035-3041

Worm J, Christensen C, Grønbaek K, Tulchinsky E, Guldberg P. Genetic and epigenetic alterations of the APC gene in malignant melanoma. Oncogene. 2004 Jul 1;23(30):5215-26.

Woronicz, J. D., Gao, X., Cao, Z., Rothe, M., Goeddel, D. V. (1997) IkappaB kinase-beta: NF-kappaB activation and complex formation with IkappaB kinase-alpha and NIK Science 278,866-869

Wu H, Goel V, Haluska FG. PTEN signaling pathways in melanoma. Oncogene. 2003 May 19;22(20):3113-22.

X

Y

Yamazaki F, Okamoto H, Matsumura Y, Tanaka K, Kunisada T, Horio T. „Development of a new mouse model (xeroderma pigmentosum a-deficient, stem cell factor-transgenic) of ultraviolet B-induced melanoma"J Invest Dermatol. 2005 Sep;125(3):521-5

Yarosh DB. „DNA repair, immunosuppression, and skin cancer" Cutis. 2004 Nov;74(5 Suppl):10-3

Z

7. Danksagung

Herr Prof. Dr. med. Karsten Neuber (verstorben am 10.08.2007) war der erste, der mich mit seinem Enthusiasmus für die Dermatologie angesteckt hat, so dass ich heute selbst mit großer Freude diese Fachrichtung einschlagen habe. In traurigem Gedenken gilt mein Dank zunächst ihm, der ich mich für diese Doktorarbeit begeistert und mich mit seiner Unterstützung und seinen Ideen stets weitergebracht hat.

Weiterer Dank geht an Herrn Prof. Dr. med. Matthias Augustin, der trotz vieler eigener Doktoranden die Doktorvaterschaft meiner Arbeit sofort und gerne übernommen hat und mich so motiviert hat, weiter am Ball zu bleiben.

Außerdem geht ein großes Dankeschön an Thomas Sütterlin und Dr. Niels Grabe (Universität Heidelberg, BIOQUANT und Universitätsklinik: Institut für medizinische Biometrie und Informatik), die mir geduldig die bioinformatische Seite dieser Arbeit erschlossen und die Modellierung sehr erleichtert haben.

An meine Eltern herzlichen Dank für das Korrekturlesen. Außerdem an meine Mutter dafür, dass sie mir stets ein Vorbild war und sich in die Thematik mit eingedacht hat. An meinem Vater, dem nie die aufmunternden Worte fehlten. Meine Eltern, meine Familie und Freunde haben mich in schwierigen Phasen stets motiviert durchzuhalten und mir geholfen, das Ziel nicht aus den Augen zu verlieren. Danke!

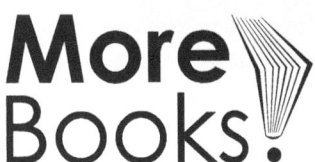

i want morebooks!

Buy your books fast and straightforward online - at one of world's fastest growing online book stores! Environmentally sound due to Print-on-Demand technologies.

Buy your books online at
www.get-morebooks.com

Kaufen Sie Ihre Bücher schnell und unkompliziert online – auf einer der am schnellsten wachsenden Buchhandelsplattformen weltweit! Dank Print-On-Demand umwelt- und ressourcenschonend produziert.

Bücher schneller online kaufen
www.morebooks.de

VDM Verlagsservicegesellschaft mbH
Heinrich-Böcking-Str. 6-8   Telefon: +49 681 3720 174   info@vdm-vsg.de
D - 66121 Saarbrücken   Telefax: +49 681 3720 1749   www.vdm-vsg.de

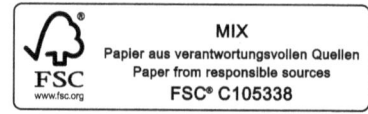

Printed by Books on Demand GmbH, Norderstedt / Germany